消化器疾患の診かた，考えかた

小林健二 著

中外医学社

序

　消化器内科医の仕事というと，多くの人は内視鏡検査や内視鏡で治療をする姿，あるいは超音波検査やCT検査などの画像検査を前にして症例を検討する姿を想像するのではないでしょうか．また，そういう仕事内容に憧れて消化器内科医を志す若い医師も多いと思います．それを反映してか，書店の医学書売り場の消化器のコーナーを見ると，内視鏡関連，放射線検査関連の本，あるいは消化器各疾患について詳細に記述された専門書がぎっしりと並んでいます．しかし，消化器内科をローテートする研修医や，消化器内科の研修を始めたばかりの医師，あるいは一般内科医として診療する医師にとっては，もっと総論的な解説をした本が必要なのではないか．そう思ったのが，この本を執筆したきっかけです．

　本書では，消化器関連の症候に対するアプローチについてかなり詳細に解説しました．なぜならば，医師の仕事は患者の訴えを聴いて診察することから始まるからです．症候に対するアプローチを理解することは，例えると知らない土地の地図を手に入れることだと思います．地図がないと効率よく目的地にたどり着けないのと同様に，症候に関する理解が乏しいと診断にたどり着けないばかりか，無駄な検査を乱発してしまいます．消化器症候の理解は，すべての内科医が知っておくべきことで，内視鏡を手にするより先に身につけるべきことです．

　本書の後半では，日常の診療で比較的多く遭遇すると思われる疾患や知っておくべき疾患について解説しました．初期研修医や一般内科医が，各疾患の概略を理解し治療にあたることができるように記述しました．

　本書はコンサイスではありますが，消化器内科のエッセンスを詰め込んだつもりです．この本が初期研修医，消化器内科を学び始めた医師，消化器内科を専門としない内科医の方々の診療の一助になれば幸いです．

　　2017年2月

　　　　　　　　　　　　　　　　　　　　　　　　　　　小 林 健 二

目 次

I　消化器に関する症候の診かた，考えかた　　1

1　悪心・嘔吐 …………………………………………… 2

2　嚥下障害 ……………………………………………… 12

3　体重減少 ……………………………………………… 17

4　腹痛 …………………………………………………… 21

5　黄疸 …………………………………………………… 29

6　消化管出血 …………………………………………… 33

7　下痢 …………………………………………………… 47

8　便秘 …………………………………………………… 57

9　消化管ガスによる症状—げっぷ，放屁，腹部膨満感 … 65

10　腹部膨隆・腹水 ……………………………………… 70

目 次

Ⅱ　消化器のコモンディジーズの診かた，考えかた　75

1　逆流性食道炎 ……………………………………… 76

2　消化性潰瘍 ………………………………………… 82

3　機能性ディスペプシア …………………………… 87

4　胆石症・急性胆嚢炎・急性胆管炎 ……………… 94

5　急性膵炎 …………………………………………… 104

6　慢性膵炎 …………………………………………… 111

7　大腸憩室 …………………………………………… 117

8　感染性腸炎 ………………………………………… 121

9　急性虫垂炎 ………………………………………… 129

10　過敏性腸症候群 …………………………………… 132

11　潰瘍性大腸炎 ……………………………………… 141

12　クローン病 ………………………………………… 147

13　胃癌 ………………………………………………… 153

14　大腸癌 ……………………………………………… 157

索引 …………… 162

消化器に関する症候の診かた，考えかた

1 悪心・嘔吐

⊗ 定義 ⊗

- 悪心（吐き気）：しばしば嘔吐の前に自覚される心窩部または喉の不快な感覚をいいます．
- 嘔吐：胃内容物の強制的な口からの排出．腹部および胸壁の筋肉の収縮を伴います．
- 空吐き，レッチング（retching）：声門が閉じた状態でけいれん性の呼吸運動があり，胃内容の排出はなく腹筋の収縮を伴う状態です．
- 逆流：嘔吐でみられるような腹筋や横隔膜の収縮を伴わず，胃内の食物が口まで戻る現象です．
- 反芻：食後数分以内もしくは食事中に自発的に腹圧を増すことにより，摂取した食物が口腔内に戻り，それを再び咀嚼，嚥下もしくは口から吐き出す現象です．

⊗ 病態生理 ⊗

嘔吐は摂取した毒素，毒物を体から取り除く反射で体液性または神経性刺激，あるいは両者の刺激により引き起こされます．悪心が起きる機序に関しては不明な点も少なくありませんが，悪心を自覚するためには意識の存在が必要であることから，大脳皮質が関与すると考えられています．

嘔吐中枢は延髄の孤束核近傍にある外側網様体の背側に存在します．嘔吐中枢を刺激する神経刺激の経路は3つあります．1つ目は咽頭，胃，小腸などからの刺激が孤束核を経由して嘔吐中枢へ伝えられる経路です．消化管以外の腹膜，胆管，心臓，睾丸などからの刺激もこの経路で嘔吐中枢に到達します．2つ目はCTZ（化学受容体引金帯）を経由する経路です．CTZは第四脳室底に存在し嘔吐中枢を刺激します．CTZは血液-脳関門（blood-brain barrier；BBB）の外側にあり，内因性および外因性催吐物質を検出します．3つ目は大脳皮質，脳幹，前庭系など他の中枢神経系か

1 悪心・嘔吐

ら伝えられる経路です.

　前庭器の関与する嘔吐ではムスカリン受容体 M_1，ヒスタミン受容体 H_1 が刺激され，求心性の迷走神経ではセロトニン $5-HT_3$ 受容体が刺激されます．第四脳室底に存在する最後野（area postrema）には $5-HT_3$，M_1，H_1，およびドパミン D_2 作動性ニューロンが豊富に存在します．

⊗ 悪心・嘔吐の患者へのアプローチ ⊗

　悪心・嘔吐をきたす疾患は非常に多いため 表1 ，病歴と身体所見から，その原因をなるべく絞り込むことが大切です．

表1　嘔気・嘔吐の主な原因（Malagelada J-R, et al, Chapter 15 Nausea and Vomiting. In: Feldman M, et al, editors. Sleisenger and Fordtran's Gastrointestinal and Liver Disease. 10th ed. Saunders. 2016.（電子版）[1] より改変）

腹部疾患	機械的閉塞	胃幽門部の閉塞 小腸閉塞
	消化管運動障害	慢性偽性腸閉塞 機能性ディスペプシア 胃不全麻痺
	その他	急性虫垂炎 急性胆囊炎 急性肝炎 急性腸間膜虚血 クローン病 胃または十二指腸潰瘍 膵炎および膵腫瘍 腹膜炎および癌性腹膜炎 後腹膜および腸間膜病変
薬剤	アスピリンおよび他の 　NSAIDs 糖尿病薬 痛風薬 抗菌薬 抗悪性腫瘍薬 心血管薬	
	中枢神経系薬	抗パーキンソン薬 抗てんかん薬

JCOPY 498-14046

3

〔Ⅰ〕消化器に関する症候の診かた，考えかた

	消化器薬	アザチオプリン サルファサラジン
	麻薬 経口避妊薬 テオフィリン	
感染症	急性胃腸炎 消化管以外の感染症	
代謝性および内分泌疾患	急性間欠性ポルフィリン症 アジソン病 糖尿病性ケトアシドーシス 糖尿病 副甲状腺機能亢進症および 　その他の原因による高カ 　ルシウム血症 甲状腺機能亢進症 低ナトリウム血症 副甲状腺機能低下症 妊娠	
神経疾患	脱髄性疾患 自律神経系疾患 水頭症	
	脳浮腫を伴う頭蓋内病変	脳膿瘍 脳出血 脳梗塞 脳腫瘍
	内耳疾患	内耳炎 メニエール病 動揺病
	髄膜炎 片頭痛 中耳炎 けいれん疾患 内臓ニューロパチー	
その他	不安症，うつ	
	Cannabinoid 中毒症候群	
	心疾患	うっ血性心不全 心筋梗塞，心筋虚血 アブレーション

1 悪心・嘔吐

	膠原病	強皮症 全身性エリテマトーデス
	周期性嘔吐症候群 摂食障害 エタノール乱用 機能性疾患 ビタミンA過剰症 強い疼痛 腫瘍随伴症候群 術後 迷走神経切除後 放射線療法 飢餓	

　急性発症の嘔吐の場合，腸閉塞，腸間膜虚血，急性膵炎，心筋梗塞などの重篤な疾患に伴う嘔吐のことがあります．そのことを念頭に置いて病歴聴取，身体診察を行うことが大切です．また，嘔吐がひどいと脱水，電解質異常，代謝性アルカローシスをきたします．

　患者の評価では，最初に悪心・嘔吐の合併症の有無をみます．具体的には脱水，低栄養，電解質異常，ビタミン，微量元素の不足，誤嚥などがないかを評価します．続いて症状の原因を検索し，原因が特定できたらそれに対する治療を行います．また，必要であれば症状を抑える治療を行います．

1. 病歴

　まず，患者の訴える症状が逆流や反芻ではないことを確認します．

　次に症状が急性発症であるか，慢性的なものであるかを確認します．通常，1カ月以上続く悪心・嘔吐の場合は慢性と判断します．

　急性発症の悪心・嘔吐の原因として頻度の高いものは，薬剤，毒素，消化管感染症です．同様の症状を訴える家族などとの接触の有無，渡航歴，市販薬を含めた服薬歴，頭部外傷の有無などをまず確認します．急性嘔吐の原因疾患には腸閉塞，腸間膜虚血，急性膵炎，急性胆嚢炎，心筋梗塞な

〔Ⅰ〕消化器に関する症候の診かた，考えかた

どの直ちに精査，治療を要する疾患が含まれます．生命にかかわる重篤な疾患を見逃さないように注意して病歴を聴取することが大切です．また，妊娠可能な女性では必ず最終月経を確認します．

　慢性の悪心・嘔吐の場合，原因は多岐にわたりますが，薬剤の副作用については病歴聴取でほぼ確定できます．その他の原因については，嘔吐のタイミング，吐物の性状，随伴症状などから探ることになります．朝食前に起きる悪心・嘔吐の原因には妊娠，尿毒症，飲酒，頭蓋内圧亢進があります．幽門部閉塞や胃不全麻痺では食後1時間以内に嘔吐をきたします．一方，腸閉塞による嘔吐では，多くが食後1時間以上経過して起こります．また，腸閉塞の場合，嘔吐により腹痛が改善することが多いですが，急性膵炎や胆嚢炎の場合には嘔吐による腹痛の改善はありません．吐物に糞便臭がある場合には，下部小腸または大腸の閉塞を疑います．吐物に血液が混じっている場合には，消化性潰瘍，胃癌などが疑われます．大きな体重減少を伴う場合には，悪性疾患や幽門閉塞を疑います．頭蓋内に原因がある場合には，頭痛や視野の変化，巣症状を伴うことがあります．回転性めまいや耳鳴は前庭器由来の嘔吐を示唆します．

　「悪心・嘔吐＝消化器疾患」と短絡的に考えると，医原性の悪心・嘔吐や頭蓋内病変，心筋梗塞，泌尿器系疾患などに伴う悪心・嘔吐を見落とすことになるので，くれぐれも思い込みには注意してください．

2．身体所見

　血圧，脈拍は必ず測定します．最初に低血圧がない場合には，臥位から座位または立位にすることにより，血圧の低下や脈拍の増加がないかをみます．起立性低血圧や皮膚ツルゴールの低下は循環体液の減少を示唆します．腹部診察ではまず腹部膨隆，手術痕，ヘルニアの有無をみます．鼠径部のヘルニアを見逃さないように，十分に腹部を露出して診察します．また，腸蠕動音，圧痛の有無，腫瘤の有無を確認します．腸蠕動音が高音の機械様である場合，腸閉塞を疑います．幽門狭窄または胃不全麻痺では胃振水音が聴取されることがあります．

　悪心・嘔吐を訴える患者の診察では腹部診察に注意が向いてしまいがち

1 悪心・嘔吐

です．しかし腹部臓器以外にも原因はあります．特に原因がはっきりしない場合には，神経学的診察を含めた全身の身体診察を必ず行うようにします．

悪心・嘔吐に随伴する症状，身体所見で想定される疾患を 表2 に示します．

表2 症候，身体所見と考えられる疾患

(Stanford FC. Nausea and vomiting in adults. DynaMed Plus[2] を基に作成)

症候と身体所見	考えられる疾患
下痢，頭痛，筋痛	ウイルス性胃腸炎
差し込むような強い腹痛に続く嘔吐，嘔吐により腹痛が一時的に改善	小腸閉塞
回転性めまい，項部硬直，または神経学的巣症状に伴う頭痛	脳腫瘍，くも膜下出血を含む中枢神経の異常
片頭痛の既往	周期性嘔吐症候群，片頭痛
腹部の張りまたは膨満	胃不全麻痺，小腸閉塞，特発性細菌性腹膜炎

3. 検査の進め方

病歴，身体所見から疑われる疾患を考え，その診断を確定あるいは除外するために検査を組み立てます．病歴から原因を絞り込むことができ，症状も軽症であれば検査をせずに対症療法のみで経過を診てもよいでしょう．たとえば，軽度の嘔吐の症例で基礎疾患がなく，病歴から急性胃腸炎が考えられる場合などがこれに該当します．

原因が明らかでない場合，あるいは重症度の把握や嘔吐に伴う合併症の評価が必要な場合には血液検査を施行します．血液検査では血算，電解質，腎機能，肝機能検査，炎症反応，膵酵素など，想定する疾患に基づいた項目を調べます．代謝性アルカローシスが疑われる場合には血液ガス分析を行います．また，疑う疾患によっては甲状腺ホルモン，副腎皮質ホルモンなどの測定を行います．

病歴，身体所見から腸閉塞が疑われる場合には立位と仰臥位で腹部X

〔Ⅰ〕消化器に関する症候の診かた，考えかた

線写真を撮影します．妊娠可能な年齢の女性の場合には，X線検査を行う前に最終月経日の確認と必要であれば妊娠反応を調べます．ただし，部分的な小腸閉塞の約1/5では腹部X線検査で特異的な所見を認めません．腸閉塞が疑われるものの腹部X線検査で特異的な所見を認めない場合には，さらにCTによる評価が必要です．腸管虚血が疑われる場合には，腹部造影CTで評価します．また，頭蓋内病変が疑われる場合には，頭部CTあるいはMRIによる評価を行います．消化性潰瘍，胃癌などの消化管病変が疑われる場合には，上部消化管内視鏡で評価します．

⊗ 治療，フォローアップ ⊗

治療の目標は悪心・嘔吐の合併症の治療と原因の治療に分けられます．

経口摂取ができないときには脱水に陥りやすくなります．そのため，経口摂取ができない場合には，生理食塩水＋カリウム（60〜80 mEq/24時間），場合によってはブドウ糖を加えた輸液を投与します．経口摂取が可能になったら低脂肪の食品を徐々に再開するようにします．脂肪が多い食品は胃排泄を遅延させ，悪心・嘔吐を誘発するため避けるのが賢明です．

また，慢性の嘔吐がある患者では低栄養のリスクがあります．栄養状態を把握し，適宜補正します．

1．薬物治療

悪心・嘔吐に用いられる薬剤は中枢に作用する制吐薬と末梢に作用する消化管運動機能改善薬の2つに大別されます．悪心・嘔吐の治療に用いられる薬物の主なものを 表3 に示します．以下にそれぞれの薬剤の特徴を概説します．

(A) 中枢に作用する薬

(a) ドパミンD_2受容体拮抗薬

①ベンザミド（メトクロプラミドなど）

ドパミンD_2受容体に拮抗することで嘔吐中枢に作用します．同時に末梢の$5\text{-}HT_4$受容体を刺激し前庭部から十二指腸の運動促進をきたします．錐体外路症状や遅発性ジスキネジアなどの副作用を起こすことがありま

1 悪心・嘔吐

表3 悪心・嘔吐の治療 (Hasler WL. Chapter 5 Nausea, Vomiting, and Indigestion. In: Longo DL, et al, editors. Harrison's Gastroenterology and Hepatology 2nd ed. (電子版) McGraw-Hill Education. 2013[3] より改変)

治療薬	作用機序	例	対象となる疾患，病態	備考
制吐薬	抗ヒスタミン薬	ジメンヒドリナート（ドラマミン®），メクリジン	動揺病，内耳疾患	
	抗コリン薬	スコポラミン	動揺病，内耳疾患	悪心・嘔吐に対しては保険適用外
	抗ドパミン薬	プロクロルペラジン（ノバミン®），チエチルペラジン	薬剤性・毒素性・代謝性嘔吐	保険適用は術前・術後の悪心・嘔吐
	5-HT$_3$ 拮抗薬	オンダンセトロン（ゾフラン®），グラニセトロン（カイトリル®）	化学療法および放射線療法による嘔吐，術後の嘔吐	
	ニューロキニン(NK$_1$) 受容体拮抗薬	アプレピタント	化学療法による悪心・嘔吐	
	三環系抗うつ剤	アミトリプチリン，ノルトリプチリン	慢性特発性悪心，機能性嘔吐，周期性嘔吐症候群，胃不全麻痺*	いずれも保険適用外
	他の抗うつ剤	ミトラザピン	機能性嘔吐*，胃不全麻痺*	本邦になし
消化管運動機能改善薬	5-HT4 拮抗薬と抗ドパミン薬	メトクロプラミド	胃不全麻痺	
	モチリン刺激薬	エリスロマイシン	胃不全麻痺，慢性偽性腸閉塞*	保険適用外
	末梢抗ドパミン薬	ドンペリドン	胃不全麻痺	
	ソマトスタチンアナログ	オクトレオチド	慢性偽性腸閉塞	保険適用外
	アセチルコリンエステラーゼ阻害薬	ピリドスチグミン	小腸運動異常/慢性偽性腸閉塞*	保険適用外
特殊な状況	ベンゾジアゼピン	ロラゼパム	化学療法の予期悪心・嘔吐	
	糖質コルチコイド	メチルプレドニゾロン，デキサメサゾン	化学療法による嘔吐	
	カンナビノイド	テトラヒドロカンナビノール	化学療法による嘔吐*	本邦になし

*適応の有無は不確実

す．15分以上かけてゆっくり投与することで，ボーラス投与と同程度の効果を維持しつつアカシジアの発現を減らすことができます．

②ベンズイミダゾール系薬剤

ドンペリドンが代表例です．血液-脳関門をほとんど通過しないため，末梢ドパミン D_2 受容体拮抗薬として作用します．制吐作用はメトクロプラミドより弱いです．

(b) フェノチアジン，ブチロフェノン（ハロペリドール，ドロペリドール）

フェノチアジン（クロルプロマジン，ペルフェナジンなど）とブチロフェノン（ドロペリドールとハロペリドール）はドパミン D_2 受容体をブロックし，ムスカリン M_1 受容体もブロックします．さらにフェノチアジンはヒスタミン H_1 受容体もブロックすることにより制吐作用を発現します．

(c) 抗ヒスタミン・抗ムスカリン薬

抗ヒスタミン薬と抗ムスカリン薬は主としてヒスタミン H_1 受容体またはムスカリン M_1 受容体を抑制し作用を発現します．前者にはジフェンヒドラミン，ジメンヒドリナート，ヒドロキシジンなどが，後者にはスコポラミンがあります．

(d) セロトニン拮抗薬

セロトニン 5-HT$_3$ 受容体拮抗薬（オンダンセトロン，グラニセトロン，ラモセトロンなど）は嘔吐中枢と胃壁に存在する 5-HT$_3$ 受容体に選択的に作用し効果を発現する強力な制吐薬です．主として抗癌薬投与時や放射線照射に伴う悪心・嘔吐に対して用いられます．

(e) コルチコステロイド

コルチコステロイドの制吐作用の機序は明らかでありません．主に化学療法，放射線療法に伴う悪心・嘔吐に用いられます．しばしばメトクロプラミドや 5-HT$_3$ 拮抗薬など他の制吐薬とともに投与されます．

(f) ニューロキニン-1（NK1）受容体拮抗薬

substance P と NK1 を抑制することにより制吐作用を発現します．化学療法時の悪心・嘔吐に対して用いられ，コルチコステロイド，5-HT$_3$

受容体拮抗薬と併用します.

(B) 消化管運動機能改善薬

（a）セロトニン 5-HT$_4$ 受容体作動薬

先述したように，メトクロプラミドが末梢 5-HT$_4$ 受容体に作用します.

（b）モチリン受容体作動薬

抗菌薬のエリスロマイシンはモチリン受容体に作用し，胃・十二指腸の運動を改善することが知られています. 海外ではエリスロマイシンが胃不全麻痺の急性期の症状に対して用いられることがあります. タキフィラキシーを起こすため，長期の使用で効果が減弱します.

（c）ドパミン拮抗薬

ドンペリドンはメトクロプラミドと比較して血液−脳関門を通過しにくいため中枢神経系の副作用が少ないとされます.

⊗ 専門医へのコンサルトのタイミング ⊗

悪心・嘔吐の原因検索で腸閉塞，腸間膜虚血，急性膵炎，心筋梗塞，神経疾患の診断がついた時には当該科にコンサルトします. また，慢性の嘔吐で症状のコントロールが難しい時や低栄養などの合併症がある場合にも消化器専門医へコンサルトしたほうがよいでしょう.

文献

1）Malagelada J-R, Malagelada C. Chapter 15 Nausea and Vomiting. In: Feldman M, Friedman LS, Brandt LJ, editors. Sleisenger and Fordtran's Gastrointestinal and Liver Disease. 10th ed. Saunders. 2016.（電子版）

2）Stanford FC. Nausea and vomiting in adults. DynaMed Plus http://www.dynamed.com/topics/dmp~AN~T900007/Nausea-and-vomiting-in-adults#Overview-and-Recommendations（最終アクセス　2016/10/29）

3）Hasler WL. Chapter 5 Nausea, Vomiting, and Indigestion. In: Longo DL, Fauci AS, editors. Harrison's Gastroenterology and Hepatology 2nd ed.（電子版）McGraw-Hill Education. 2013.

2 嚥下障害

⊗ 定義 ⊗

食物あるいは液体が口から胃に通過する際に，それらがつかえる感覚を指します．時に痛み（嚥下痛；odynophagia）を伴うことがあります．障害の部位により口咽頭性嚥下障害（oropharyngeal dysphagia）と食道性嚥下障害（esophageal dysphagia）の2つに分けられます．前者は移送性嚥下障害（transfer dysphagia）ともよばれます．

⊗ 病態生理 ⊗

嚥下障害は食物や液体を口から胃へ送る際に，関連する器官の筋力の低下や協調運動の障害がある場合，または嚥下したものが通過する経路に機械的な閉塞・狭窄があるときに生じます．

先述したように，嚥下障害は大きく口咽頭性嚥下障害と食道性嚥下障害に分類されます．前者では嚥下をうまく開始できない，気道への誤嚥，鼻への逆流などの症状を起こします．原因として頭頸部の手術や頭頸部領域への放射線治療の影響，脳梗塞後，筋萎縮性側索硬化症（amyotrophic lateral sclerosis；ALS）などの神経疾患，腫瘍や Zenker 憩室などの構造異常があげられます．一方，食道性嚥下障害は炎症，腫瘍による食道狭窄や食道運動異常などにより起こります．

⊗ 嚥下障害へのアプローチ ⊗

1. 病歴

最初にすべきことは，口咽頭性嚥下障害か食道性嚥下障害かを見極めることです．患者はどのあたりで食物がつかえるのかを指し示すことができる場合もあります．口咽頭性嚥下障害では喉のあたりでつかえると訴えることが多いのに対し，食道性嚥下障害では胸骨の裏側または心窩部付近で食物がつかえると訴える頻度が高いです．ただし，食道性嚥下障害でも心

窩部付近ではなく，胸骨上端に放散した症状を訴えることもあるので，注意が必要です．

口咽頭性嚥下障害の特徴は嚥下を開始できない，あるいはむせこみ，鼻への逆流などを認めることです．症状は嚥下直後から１秒以内に起きます．また，構音障害などを伴うこともあります．

食道性嚥下障害の場合，嚥下から症状の出現までの時間が口咽頭性嚥下障害より長く，数秒後になります．食道性嚥下障害が疑われた場合に，必ず患者に聞くべきこととして，①症状を引き起こす飲食物（固形物のみか，固形物と液体の両者か），②症状は間欠性か進行性か，③胸焼けがあるか，の３点があげられます．固形物のみで症状が出る時には腫瘍，炎症などによる狭窄を疑います．一方，固形物と液体の両方で症状が出る場合にはアカラシアなど食道運動異常を疑います．症状の進行が数週間から数カ月にわたる時には腫瘍性病変を考えます．間欠的な嚥下障害で，症状が非進行性かつ体重減少を伴わない場合には食道ウェブ，Schatzki 輪の可能性が考えられます．嚥下痛を伴う場合には，食道潰瘍を合併していることが多く，感染や薬剤性潰瘍を疑います．

2. 身体所見

口咽頭性嚥下障害では球麻痺あるいは偽性球麻痺の所見がないかを確認します．神経疾患による嚥下障害の場合には構音障害を伴うこともあります．頭頸部の診察では口腔内の状況（腫瘍，血液の付着，口腔内の衛生状態，義歯の適合状態など），甲状腺腫，頸部リンパ節腫脹の有無にも注意を払います．その他に口咽頭性嚥下障害をきたす疾患の一例として多発筋炎，皮膚筋炎，パーキンソン病，強皮症があげられます．これらを念頭に，神経学的所見を含めた身体診察を行います．

食道性嚥下障害の場合には身体診察が診断に直結することは多くありません．ただし，強皮症や天疱瘡，類天疱瘡による嚥下障害は例外で，皮膚所見が嚥下障害の原因特定に結びつく可能性があります．

3. 検査の進め方

嚥下障害の患者に対するアプローチを 図 に示します．

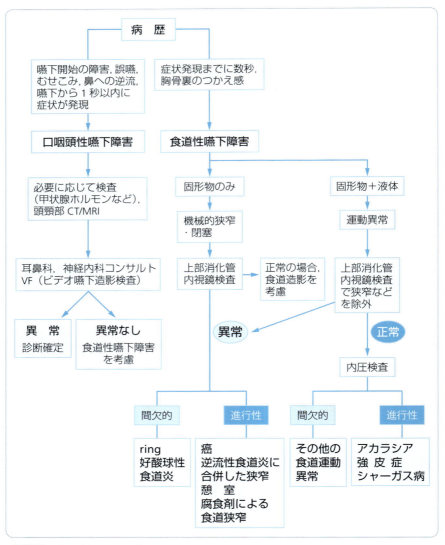

図　嚥下障害へのアプローチ

2 嚥下障害

　口咽頭性嚥下障害が疑われ，耳鼻咽喉科領域の腫瘍が疑われる場合には専門医による精査が必要となります．また，薬剤の副作用が考えられる場合には代替薬への切り替えなどを考慮します．

　上記以外で口咽頭性嚥下障害が疑われる場合にはビデオ嚥下造影検査（VF）が第一選択となります．これは X 線透視下に造影剤の入った食材を嚥下する様子をビデオ撮影する検査です．最近では嚥下内視鏡も行われるようになりました．病状によっては神経内科医や耳鼻咽喉科医による評価が必要となります．

　食道性嚥下障害が疑われる場合，あるいは口咽頭性嚥下障害が疑われたものの VF による評価で異常を認めなかった場合には内視鏡検査による評価を行います．食道性嚥下障害は，病歴から機械的な狭窄・閉塞によるものか，食道運動異常によるものかを鑑別することがある程度可能ですが，症状のみで完全に見分けることは困難であり，内視鏡検査は欠かせません．欧米では好酸球性食道炎による嚥下障害が認知されるようになり，内視鏡的に異常がなくても食道からの生検が推奨されています．日本でそのような生検の必要性があるかは不明です．内視鏡検査で症状の原因となるような異常所見を認めなかった場合，食道内圧検査を考慮します．アカラシアを代表とする食道運動障害の診断には内圧検査が必須です．残念ながら我が国で食道内圧検査を行える施設は限られますが，必要性の高い場合にはそのような医療機関への紹介を考慮すべきです．

　症状から機械的狭窄・閉塞が疑われるものの，内視鏡検査で明らかな異常を認めない場合には，食道のウェブや輪，壁外からの圧排の可能性を考えて食道造影検査を行います．

⊗ 治療 ⊗

　嚥下障害の治療は原因疾患により異なります．口咽頭性嚥下障害の場合，VF の所見に基づいて食事の形態を変えます．時に胃瘻の造設が必要になります．

　食道性嚥下障害の場合にも，治療は原因疾患によります．逆流性食道炎ではプロトンポンプ阻害薬（PPI）を始めとする薬物による治療が行われ

〔Ⅰ〕消化器に関する症候の診かた，考えかた

ます．食道炎による狭窄をきたした場合には，内視鏡的な拡張を行うことがあります．アカラシアに対しては内視鏡治療（経口内視鏡的筋層切開術，per-oral endoscopic myotomy；POEM）などが行われることもあります．

⊗ 専門医へのコンサルトのタイミング ⊗

　口咽頭性嚥下障害の場合には，その原因に基づいて神経内科，耳鼻咽喉科などへのコンサルトを検討します．

　食道性嚥下障害の場合も同様です．内視鏡で粘膜面の異常を認めず，運動障害が疑われる場合にも消化器専門医へのコンサルトを検討します．進行したアカラシアでは食道が拡張し内視鏡や食道造影での診断が比較的容易ですが，早期のものは内圧検査を行わないと診断できません．診断が確定すれば POEM などの治療を行えるので，診断が疑われた時点で精査が可能な医療機関へ積極的に紹介すべきです．

3 体重減少

⊗ 定義 ⊗

　臨床的に有意な体重減少は，6〜12カ月間に4.5kg以上または通常体重の5％以上の減少を認めることと定義されます．消化器内科だけでなく，一般内科で遭遇することが多い訴えで，重篤な疾患の前兆となることがあるため注意が必要です．

⊗ 原因 ⊗

　健常人では，50代で体重のピークを迎えて80代までほぼ一定で経過し，その後に徐々に減少します．一方，除脂肪体重は20代から0.3kg/年のペースで減少し，男性で60歳，女性で65歳を過ぎると，さらに減少のペースは速くなります．これは加齢に伴い成長ホルモンの分泌が減少し，ひいてはインスリン様成長因子（ILGF-I）の血中レベルが減少することによります．筋肉量が減少する一方で，脂肪が増えることで体重は80代くらいまで一定で推移します．

　意図しない体重減少の原因は大きく以下の5つのカテゴリに分類できます．1）悪性疾患，2）慢性炎症性疾患または感染症，3）内分泌疾患（甲状腺機能亢進症，糖尿病など），4）精神疾患，5）その他（口腔内の問題，薬剤の副作用など）．いくつかの要因が複合して体重減少をきたすことも稀ではありません．口腔内の問題が原因で経口摂取量が低下し，ひいては体重減少をきたすことがありますが，見落とされがちなので気をつけるようにします．薬剤の副作用も忘れてはなりません．特に複数の医療機関から投薬を受けているようなポリファーマシーの患者では，服用する薬剤の内容をすべて確認することが大切です．意図しない体重減少の原因を 表 に示します．

　悪性疾患のなかで体重減少の原因として多いものは，消化管，肝，胆，血液，肺，乳房，泌尿器，卵巣，前立腺の癌です．体重減少の患者の精査

〔Ⅰ〕消化器に関する症候の診かた，考えかた

で，悪性疾患を検索し何も見つからない時がありますが，occult malig-
nancy が体重減少の原因となることはまれです[2]．通常の精査で悪性疾患

表　意図しない体重減少の原因（Robertson RG, et al. Involuntary weight loss. In:
Longo DL, et al, editors. Harrison's Gastroenterology and Hepatology. 2nd ed. McGraw
Hill 2013.（電子版）[1]）

悪性疾患	**薬剤**
大腸	鎮静薬
肝臓，胆道	抗菌薬
血液	NSAIDs
肺	セロトニン再吸収阻害薬
乳腺	メトホルミン
泌尿器	レボドパ
卵巣	アンギオテンシン変換酵素阻害薬
前立腺	その他
消化管疾患	**口腔および歯の疾患**
吸収不良症候群	う歯
消化性潰瘍	味覚障害
炎症性腸疾患	**加齢に関連した因子**
膵炎	生理的変化
閉塞／便秘	視覚障害
悪性貧血	味覚および嗅覚の低下
内分泌・代謝	機能障害
甲状腺機能亢進症	**神経疾患**
糖尿病	脳卒中
褐色細胞腫	パーキンソン病
副腎不全	神経筋疾患
心疾患	認知症
慢性虚血性心疾患	**社会的**
慢性うっ血性心不全	孤立
呼吸器疾患	経済的困窮
肺気腫	**精神科的および行動に伴うもの**
慢性閉塞性肺疾患	うつ病
腎不全	不安
リウマチ疾患	パラノイア
感染症	近親者の死別
HIV	アルコール依存症
結核	摂食障害
寄生虫感染症	行動または運動の増加
亜急性感染性心内膜炎	**特発性**

が見つからない場合には，その他の原因を考えたほうがよさそうです．

　悪性疾患以外の消化管疾患で体重減少の原因となりうる疾患として，消化性潰瘍，炎症性腸疾患，消化管運動障害，慢性膵炎などがあります．

⊗ 体重減少へのアプローチ ⊗

1. 病歴

　意図しない体重減少をきたす疾患は広範囲にわたり，画一的なアプローチをとることは非常に困難です．病歴や身体所見から鑑別診断を考え，行う検査を選択することから始めます．病歴聴取では，まず客観的に体重減少を確認するとともに，意図的なダイエットをしていないかについても確認します．最近の体重の記録がない場合には，洋服のサイズの変化，家族や知人からの確認，患者自身による体重変化の推測などが体重減少を示唆する根拠となります．体重減少を主訴に受診した患者のうち，実際に体重減少があったのは半数の患者のみであったという報告もあります[2]．そのため，できるだけ客観的に体重減少を確認するように努めます．

　消化器疾患を疑う場合に確認すべき随伴症状は腹痛，悪心・嘔吐，嚥下困難，下痢，血便，黒色便の有無です．服薬内容，飲酒，喫煙についても確認します．また，必要に応じて摂食障害の有無を確認します．社会的な要因が体重減少の一因となっていることもあります．経済的な困窮や調理の困難さがないかについても必要に応じて確認します．高齢者では味覚異常，歯牙の問題などが原因となることも少なくありません．

　体重減少の原因は多岐にわたり，疾患に特異的な症状は少ないため，システムレビュー（review of system；ROS）を積極的に活用します．

2. 身体所見

　意図しない体重減少の主な徴候には，食欲低下，サルコペニア（筋肉量の減少），悪液質，脱水があります．

　頭頸部の診察では口腔内も確認します．歯の状態が悪くて咀嚼できない場合には，それが体重減少の原因となります．また，眼球突出や甲状腺腫などバセドウ病を示唆する所見の有無にも注意を払います．胸部の診察で

〔Ⅰ〕消化器に関する症候の診かた，考えかた

は慢性心疾患，慢性肺疾患を示唆する所見がないか，腹部診察では圧痛，腫瘤，肝脾腫，腹水などの有無を評価します．その他に表在リンパ節の腫脹の有無，認知機能，必要に応じてうつ病のスクリーニングも行います．

⊗ 検査の進め方 ⊗

全ての患者に対して画一的な検査を行うことは効率的ではありません．患者背景，病歴，身体所見などに基づいて考えられる疾患から，行うべき検査を選択します．

最初に行うべき検査として，血算，生化学検査（血糖，カルシウム，肝機能検査，腎機能検査などを含む），CRP または赤沈，甲状腺機能検査，胸部 X 線検査，腹部超音波検査があります．その他の検査は，病歴と身体所見から疑われる疾患に応じて選択します．

注意深く行った身体診察で異常所見がなく，最初に行った検査でも異常を認めない場合には，1～6 カ月の間隔で慎重に経過観察するのも一法です．その際には患者に体重の記録をつけてもらいます．また，食事内容の記録は，適切なカロリー摂取がなされているか確認する一助になります．経過観察中は体重の変化に関してはもちろん，新たな症状，身体所見の出現がないかにも注意を払うようにします．

⊗ 治療，専門医へのコンサルトのタイミング ⊗

体重減少の原因が判明した場合には原疾患の治療を行います．また，病歴，身体所見，検査所見から専門医による対応が必要と考えられた場合には，該当する科に紹介します．ときに栄養士やソーシャルワーカーなどを含めた多職種による介入が必要になる場合もあります．

文献

1) Robertson RG, Jameson JL. Involuntary weight loss. In: Longo DL, Fauci AS. editors. Harrison's Gastroenterology and Hepatology. 2nd ed. McGraw Hill 2013. （電子版）
2) Marton KI, Sox HC Jr, Krupp JR. Involuntary weight loss: diagnostic and prognostic significance. Ann Intern Med. 1981; 95: 568.

4 腹痛

腹痛は内科医が非常に多く遭遇する症候です.

⊗ 腹痛の種類とその機序 ⊗

腹痛の分類はいくつかありますが,その機序により次の3つに分けられます 表1 .

1. 内臓痛

疼痛の始まりと部位が不明瞭で,鈍痛として感じられます.痛みの原因

表1 腹痛の種類と特徴 (小林健二. medicina. 2013; 50: 1664-7[1] より改変)

疼痛の種類	原因	特徴
内臓痛	消化管内の傷害物質の存在,管腔臓器の平滑筋の過伸展,拡張,収縮,内臓の炎症など	局在性に乏しい 腹部正中線上に感じることが多い 鈍痛または締め付けられるような痛み 徐々に始まり,体性痛より長く続くことが多い 悪心・嘔吐,冷汗,蒼白などの自律神経症状を伴うことがある 体位変換により疼痛が軽快することがある
体性痛	壁側腹膜,腸間膜,横隔膜の炎症などによって生じる疼痛	局在した痛み(疼痛部位と原因となる腹腔臓器の位置がほぼ一致) 鋭い痛み 急性発症 体動により痛みが増悪
関連痛	内臓からの痛み刺激が伝わる求心神経が入る脊髄節と同レベルのデルマトームに痛みを感じる 例: 胆嚢炎の痛みを右肩から右肩甲骨に感じる. 尿管結石の痛みを同側の陰部に感じる.	原因となる臓器から離れた部位に疼痛を感じる 疼くような痛み 痛みの範囲は限局 触診による疼痛の増悪はない

〔I〕消化器に関する症候の診かた，考えかた

図 内臓痛の部位（Millham FH. Chapter 11 Acute Abdominal Pain. In: Feldman M, et al, editors. Sleisenger and Fordtran's Gastrointestinal and Liver Disease. 10th ed. Saunders; 2016（電子版）[2]）

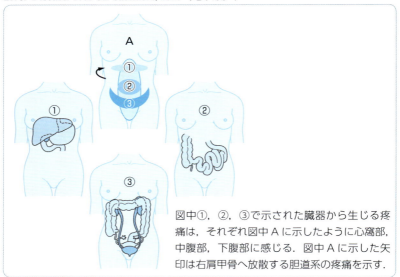

図中①，②，③で示された臓器から生じる疼痛は，それぞれ図中Aに示したように心窩部，中腹部，下腹部に感じる．図中Aに示した矢印は右肩甲骨へ放散する胆道系の疼痛を示す．

の多くは消化管内の傷害物質の存在，臓器の伸展，拡張，あるいは炎症によるものです．ほとんどの腹腔臓器は左右対称の神経支配を受けるため，腹部の正中付近に疼痛を感じます．ただし，腎臓，尿管，卵巣は片側の神経支配を受けるため，痛みは原因のある臓器側に感じます．胆嚢，上行結腸および下行結腸は両側の神経支配を受けるものの，臓器が存在する側の神経支配が多いため，臓器と同側に痛みを感じます．内臓痛は，その臓器からの求心神経が脊髄に入るレベルに感じられます．原因となる臓器と疼痛部位の関係を 図 に示します．

2. 体性痛

強く鋭い痛みで，疼痛部位がより限局しています．疼痛は体動，咳，振動などにより増悪します．

3. 関連痛

原因臓器から離れた場所に痛みを感じることがあります．内臓からの痛み刺激が伝わる求心神経が入る脊髄節と同レベルのデルマトームに痛みを感じることがあり，これを関連痛といいます．例えば胆嚢炎で右肩から右肩甲骨付近に痛みを感じる場合です．関連痛の場合，うずくような疼痛を体表近くに感じ，範囲は非常に限局しています．体性痛と異なり触診で疼痛が増悪することはありません．

⊗ 腹痛を訴える患者へのアプローチ ⊗

1. 病歴

腹痛患者の診療にあたって，病歴の聴取は非常に大切です．腹痛患者の病歴聴取では，OPQRST に注目すると情報を集めやすくなります．OPQRST とは Onset（発症様式），Palliative/Provocative factor（寛解・増悪因子），Quality/Quantity（症状の性質・程度），Region/Radiation/Related symptom（部位・放散の有無・随伴症状），Severity（強さ），Time course（時間経過）の頭文字をとったものです．

[O]　発症様式が突然である場合は限られます．このような発症をする疾患としては消化管穿孔，腸間膜動脈閉塞，大動脈瘤破裂などがあり，患者は症状が発生した時間をはっきりと覚えています．急性発症は前述の場合ほど突然の発症ではなく，例として急性胆嚢炎，急性膵炎，虚血性腸炎などがあります．緩徐な発症を示す疾患の例として，急性虫垂炎，大腸憩室炎などがあげられます．

[P]　寛解・増悪因子としては食事，排便，姿勢，ストレスなどがあります．胃潰瘍の場合，典型例では食事の摂取により痛みは増悪します．また十二指腸潰瘍では，多くは食間に痛みが出現します．胆石発作では脂肪を多く含む食事を摂取して30分〜1時間後に右上腹部に疼痛が出現します．労作時の心窩部痛は狭心痛の可能性を考えます．

［Ⅰ〕消化器に関する症候の診かた，考えかた

［R］ 疼痛の部位は原因を同定する鍵となります．疼痛が内臓痛，体性痛，関連痛のいずれであるかに注意を払いつつ，原因となる臓器を想定します．疼痛部位の移動は，しばしば病状の進行を意味することがあります．例えば急性虫垂炎では，初期に内臓痛による心窩部から臍周囲の痛みをきたしますが，炎症が進行すると右下腹部に限局した疼痛（体性痛）となります．また，疼痛部位に加えて，随伴症状の時系列による変化も，鑑別診断を考える上で重要な情報となります．腹痛を訴える患者の病歴聴取では，嘔気，嘔吐，下痢，便秘，食欲低下，体重減少など随伴症状の有無を確認します．その際にどうしても消化器症状に注意が向いてしまいますが，発熱，関節痛，排尿時痛，血尿など，その他の症状についても注意を払うようにします．Review of system（ROS）を用いるのも一法です．

［T］ 急性腹痛と慢性腹痛を区別する厳密な期間はありません．ただし，発症から数日以内の腹痛は明らかに急性発症と考えられます．また，数カ月以上にわたって，持続もしくは間欠的に存在する腹痛は慢性と考えられます．その中間にはさまざまな腹痛が存在します．急性腹痛と慢性腹痛の原因がオーバーラップするため，鑑別すべき疾患も多岐にわたります．

　　　腹痛の時間経過は鑑別疾患を考える上で非常に大切です．突然発症の強い腹痛は，消化管穿孔，腸間膜動脈閉塞，腹部大動脈瘤破裂など致命的な疾患によるもので，発症後まもなくして痛みはピークに達します．腹痛に波がある場合，消化管，尿管などの管腔臓器の狭窄，閉塞による症状を疑います．疝痛はこのパターンをとります．ただし，胆道疝痛は，実際には波のある痛みではなく，持続性の疼痛です．胆管には筋肉の成分は少なく，症状の始まりは波のある痛みになることもありますが，徐々に持続性の痛みになり，30分程度でプラトーに達します．緩徐に発症し局在性に乏しい疼痛が，徐々に限局し強い痛みになる場合には，急性虫垂炎や大腸憩室炎など，炎症が進展することによる腹痛を疑います．

4 腹痛

急性腹痛をきたすいくつかの疾患の OPQRST を 表2 にまとめました．

その他に腹痛の患者からの病歴聴取で聞くべき事項として，腹部手術を含めた既往歴，同様の症状の既往の有無，服薬内容，飲酒歴，家族歴，渡航歴，シックコンタクト，女性の場合には不正性器出血の有無，閉経前の女性では最終月経の始まりがあげられます．

2. 身体診察

急性発症の激烈な腹痛を訴える患者では，まず全身状態の評価を優先し

表2 急性腹痛の原因でしばしばみられる疾患の比較（Millham FH. Chapter 11 Acute Abdominal Pain. In: Feldman M, et al, editors. Sleisenger and Fordtran's Gastrointestinal and Liver Disease. 10th ed. Saunders; 2016（電子版）[2]より改変）

原因	疼痛の始まり	部位	局在性	痛みの表現	放散痛	強さ
急性虫垂炎	緩徐	初期は臍周囲，後に右下腹部	初期はびまん性，後に限局	うずくような鈍痛	なし	＋＋
急性胆嚢炎	急	右上腹部	限局	締め付けるような痛み	肩甲骨	＋＋
急性膵炎	急	心窩部，背部	限局	えぐられるような	背中部	＋＋〜＋＋＋
憩室炎	緩徐	右または左下腹部	限局	うずくような鈍痛	なし	＋＋〜＋＋＋
消化性潰瘍穿孔	突然	心窩部	初期は限局，後にびまん性	焼けるような痛み	なし	＋＋＋
小腸閉塞	緩徐	臍周囲	びまん性	けいれん様の痛み	なし	＋＋
腸間膜動脈虚血・梗塞	突然	臍周囲	びまん性	苦悶様	なし	＋＋＋
腹部大動脈瘤破裂	突然	腹部，背部，脇腹	びまん性	裂けるような	なし	＋＋＋
胃腸炎	緩徐	臍周囲	びまん性	間欠的なけいれん様の疼痛	なし	＋〜＋＋
骨盤内感染症	緩徐	右または左下腹部，骨盤	限局	うずくような鈍痛	大腿上部	＋＋
子宮外妊娠破裂	突然	右または左下腹部，骨盤	限局	鋭い痛み	なし	＋＋

〔Ⅰ〕消化器に関する症候の診かた，考えかた

ます．当然ながら循環，呼吸状態を評価し，問題があれば直ちに介入します．

　身体診察をする際に大切なことは，十分に腹部を露出することです．患者が不安や羞恥心をもたずに診察を受けられるように留意した上で，乳頭の高さから鼠径部まで露出して診察をします．診察は，視診，聴診，打診，触診の順番で行います．

　まず，外観を観察します．腹膜炎のある患者の場合には，ベッド上でじっと動かないのに対して，尿管結石などによる疝痛の患者は，身の置き所がなくベッド上で動き続けます．腹部膨隆がある場合には，いつから存在するかを患者に確認します．触診をする前に，まず腹部の聴診を行います．

　腹部の触診は痛みの最も少ない部分から始め，疼痛部位は最後に診察します．まず指で腹壁を軽く叩打することで腹膜刺激症状の有無を確認できます．従来の反跳痛の誘発よりも鋭敏であり，患者への苦痛も少なくてすみます．骨盤内臓器の炎症などでは，腹部診察で圧痛を全く認めないことがあります．直腸診で明らかな圧痛を認めることもあり，特に下腹部痛の患者では直腸診を忘れずに行うようにします．

3. 検査の進め方

　どのような疾患を疑うかで，行うべき検査も異なります．まずルーチンに行うべき検査は血算（白血球分画を含む），尿検査，電解質，腎機能です．妊娠可能な女性で下腹部痛を認めた場合には妊娠反応のチェックを行います．その他の検査は，疑う疾患により取捨選択します．

⊗ 原因 ⊗

　腹痛の原因となる疾患の代表例と部位を 表3 に示します．

⊗ 注意を要する場合 ⊗

1. 急性腹痛患者

　まずバイタルサインを測定します．バイタルサインが不安定である場合，あるいは腹膜炎の所見を認める場合，その他に重篤な疾患による急性腹痛が疑われる場合（急性腸間膜動脈閉塞など）には，直ちに外科医にコ

ンサルトをします．このような場合には，患者の腹痛の訴えが強いことが多いですが，必要であれば鎮痛薬を投与します．鎮痛薬の使用により，その後の診察に支障をきたすことはありません．

2. 慢性腹痛患者

慢性腹痛の多くは過敏性腸症候群を代表とする機能的なものですが，そ

表3 部位による腹痛の鑑別診断 (Silen W. Abdominal Pain. In: Longo DL, et al, editors. Harrison's Gastroenterology and Hepatology. 2nd ed. McGraw Hill 2013 (電子版)[3] より改変)

右上腹部	心窩部	左上腹部
急性胆囊炎	消化性潰瘍	脾梗塞
胆管炎	胃炎	脾破裂
膵炎	GERD	脾膿瘍
肺炎・膿胸	膵炎	胃炎
胸膜炎・胸膜痛	心筋梗塞	胃潰瘍
横隔膜下膿瘍	心膜炎	膵炎
肝炎	大動脈瘤破裂	横隔膜下膿瘍
Budd-Chiari 症候群	食道炎	肺炎・膿胸
		胸膜炎・胸膜痛

右下腹部	臍周囲	左下腹部
虫垂炎	早期の虫垂炎	憩室炎
卵管炎	胃腸炎	卵管炎
鼠径ヘルニア	腸閉塞	鼠径ヘルニア
子宮外妊娠	大動脈瘤破裂	子宮外妊娠
尿管結石		尿管結石
炎症性腸疾患		過敏性腸症候群
腸間膜リンパ節炎		炎症性腸疾患
typhlitis		
憩室炎		

びまん性で局在しない腹痛		
胃腸炎	マラリア	
腸間膜虚血	家族性地中海熱	
腸閉塞	代謝性疾患	
過敏性腸症候群	精神疾患	
腹膜炎		
糖尿病		

の診断は器質的疾患を除外することから始まります．体重減少，発熱，電解質異常，炎症所見，栄養障害，脱水，貧血など器質的疾患を示唆する所見を認める場合には，精査が必要です．機能的疾患では血液検査で異常を認めることはありません．また，50歳以上の患者では悪性疾患のリスクが増すため，画像検査を含めた評価が必要です．

3. 高齢者，免疫不全患者

高齢者や他疾患の治療で免疫抑制状態にある患者では，重篤な疾患があるにもかかわらず，腹部所見に乏しい場合や，非典型的な症状を訴えることがあります．さらに高齢者ではいくつかの併存疾患をもつことも少なくなく，さらに認知症などのため症状を的確に訴えられないこともあります．このような患者では，検査を行う閾値を低くすべきです．

⊗ 治療，フォローアップ ⊗

原因疾患に基づいた治療を行います．

⊗ 専門医へのコンサルトのタイミング ⊗

腹膜炎の所見がある場合には，すぐに外科医にコンサルトをします．急性胆嚢炎，急性虫垂炎，腸間膜虚血，腸閉塞などの診断がついた時，あるいは疑われるときにも機を逸しないように早めに外科医にコンサルトをします．また，女性の下腹部痛で婦人科疾患が疑われる場合には婦人科にコンサルトします．

文献

1）小林健二．Step up 腹痛診療　1．medicina. 2013; 50: 1664-7.
2）Millham FH. Chapter 11 Acute Abdominal Pain. In: Feldman M, Friedman LS, Brandt LJ. editors. Sleisenger and Fordtran's Gastrointestinal and Liver Disease. 10th ed. Saunders. 2016（電子版）．
3）Silen W. Abdominal Pain. In: Longo DL, Fauci AS. editors. Harrison's Gastroenterology and Hepatology. 2nd ed. McGraw Hill 2013.（電子版）．

5 黄疸

⊗ 定義 ⊗

　黄疸は血清ビリルビンが増加した状態です．血清ビリルビンが上昇し，組織に沈着すると黄色に変化します．血清ビリルビン値の正常値は 1mg/dL 以下ですが，注意深く診察して，身体所見として黄疸を認識できるのは 2mg/dL 以上になってからです．眼球結膜の黄染の有無がわずかな血清ビリルビン値の上昇を見つけるのに適しています．その次に黄疸を見つけやすいのは口腔粘膜（舌下や硬口蓋）です．

⊗ 病態生理 ⊗

　黄疸を理解するために，ビリルビンの代謝について概説します．

　ビリルビンはヘモグロビン，ミオグロビン，チトクローム，カタラーゼ，ペルオキシダーゼ，トリプトファン，ピロラーゼに存在するヘムが分解されて形成されます．日々産生されるビリルビンの80％は，老化赤血球が脾臓で破壊されてできるヘモグロビンに由来します．ヘムは網内系細胞でビリベルジンを経てビリルビンへと変換されます．この時点のビリルビンは非水溶性の非抱合型（間接）ビリルビンです．この非抱合型ビリルビンはアルブミンと結合し，血液中を運ばれた後に，肝細胞に取り込まれます．肝細胞に入ったビリルビンはグルクロン酸抱合を受けて，水溶性の抱合型（直接）ビリルビンとなります．抱合型ビリルビンは胆汁中に排泄され，腸内細菌により還元され，ウロビリノーゲンやウロビリン体となります．これらの大部分は便中に排泄されますが，一部は吸収された後に腎から排泄され，尿中ウロビリノーゲンとなります．

　間接ビリルビンが優位に上昇している場合，ビリルビンの過剰産生，肝臓によるビリルビンの取り込みの障害，あるいはビリルビン抱合の異常が考えられます．一方，肝細胞障害，胆汁排泄の障害，胆道閉塞では間接ビリルビン，直接ビリルビンの両方が上昇します．

〔I〕消化器に関する症候の診かた，考えかた

　ビリルビン代謝のどこが障害されるかにより，黄疸は肝前性，肝細胞性，肝後性に分類されます　表．

⊗ 黄疸の患者へのアプローチ ⊗

1. 病歴

　他の症候と同様に，病歴により原因を絞り込むことができます．黄疸の患者の医療面接で聞くべき事項の一例として，輸血歴，渡航歴，黄疸患者との接触，摂食歴，飲酒歴，職業上の肝炎ウイルスへの暴露の可能性，服薬歴（医師から処方された薬以外に，市販薬，サプリメントなどを含む），薬物濫用や入れ墨の有無，その他の症状（発熱，関節痛，倦怠感，腹痛，食欲低下など），肝疾患の家族歴などがあげられます．

2. 身体所見

　手掌紅斑，くも状血管腫，女性化乳房，メドゥーサの頭，Dupuytren

表　黄疸の分類（柴田　実．黄疸　消化器内科必修マニュアル．東京：羊土社；2005．p.55-9[1]）

分類	病態	代表的疾患	増加するビリルビン
肝前性黄疸	ビリルビンの生成増加	溶血性黄疸，無効造血，血管外出血	間接型
肝細胞性黄疸	ビリルビン摂取障害	Gilbert 症候群，薬剤性，うっ血性心不全，門脈大循環短絡	間接型
	ビリルビン抱合障害	Crigner-Najjar 症候群，Gilbert 症候群，新生児黄疸（抱合能が不十分），薬剤性，劇症肝炎，末期肝硬変，甲状腺機能亢進症	間接型
	ビリルビン排泄障害	Dubin-Johnson 症候群，Rotor 症候群，敗血症，低還流状態	直接型
	肝内胆汁うっ滞	原発性胆汁性肝硬変，肝炎，薬剤性	直接型
肝後性黄疸	閉塞性黄疸	総胆管結石，胆道癌，膵頭部癌，胆石，原発性硬化性胆管炎，膵炎，胆道内寄生虫迷入症	直接型

5 黄疸

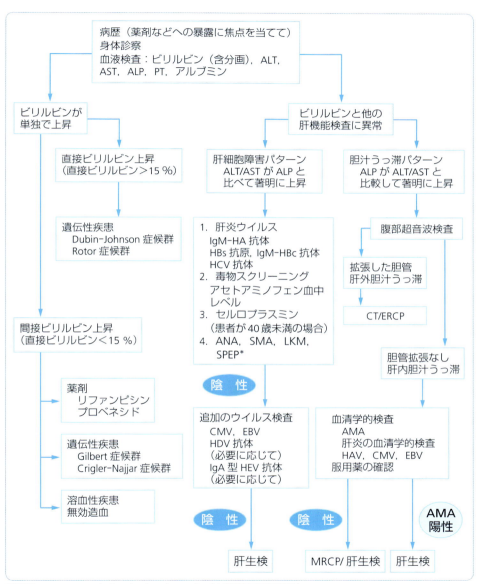

*SPEP: serum protein electrophoresis（血清蛋白電気泳動）

図　黄疸の患者へのアプローチ（Pratt DS, et al. Jaundice. In: Longo DL, et al, editors. Harrison's Gastroenterology and Hepatology. 2nd ed. McGraw Hill; 2013（電子版）[2] より改変）

〔Ⅰ〕消化器に関する症候の診かた，考えかた

拘縮，唾液腺腫脹，睾丸萎縮などは肝硬変の患者でみられる所見です．腹部診察では圧痛の有無に加えて，肝臓の大きさと硬さ，脾腫の有無，腹水の有無に注目して診察します．

3. 検査の進め方

黄疸の鑑別のために，まず行う検査はビリルビン（分画を含む），AST，ALT，ALP，プロトロンビン時間，アルブミンの測定です．ビリルビンが単独で上昇しているか，肝機能検査異常を伴うかにより鑑別診断を進めます　図　．トランスアミナーゼ，ALP，プロトロンビン時間，アルブミン値が正常で，ビリルビンが単独で上昇している場合には，体質性黄疸，溶血，無効造血，薬剤性などが原因として考えられます．何らかの肝機能検査異常を伴う場合には，肝細胞障害か胆汁うっ滞か，両者の混合かを確認します．疑う疾患に基づいて追加の血液検査と腹部超音波検査を行います．腹部超音波検査で肝外胆管の狭窄，閉塞の有無がわかります．

⊗ 治療，専門医へのコンサルトのタイミング ⊗

治療は原因疾患に対するものとなります．例えば胆管炎があり緊急ERCP が必要な場合など，自分の施設で対応できない場合には，早めに専門医にコンサルトするようにします．

しばしば健康診断でビリルビン高値を指摘されて外来を受診することがあります．間接ビリルビンが優位で，溶血性貧血，無効造血が否定されれば，多くは Gilbert 症候群です．成人で遭遇する体質性黄疸のほとんどは Gilbert 症候群で，予後良好であり治療は不要です．

文献

1) 柴田　実. 黄疸　消化器内科必修マニュアル. 東京: 羊土社; 2005. p.55-9.
2) Pratt DS, Kaplan MM. Jaundice. In: Longo DL, Fauci AS. editors. Harrison's Gastroenterology and Hepatology. 2nd ed. McGraw Hill. 2013（電子版）.

6 消化管出血

⊗ 定義 ⊗

- 上部消化管出血と下部消化管出血：トライツ靱帯より口側からの出血を上部消化管出血，それより肛門側からの出血を下部消化管出血と定義します．
  消化管出血に関するいくつかの用語がありますが，それらの定義を以下に示します．
- 吐血（hematoemesis）：血液を口から吐くことで，通常は食道，胃，十二指腸からの出血を示唆します．吐いた血液は鮮血であったり，コーヒー残渣様であったりしますが，前者の場合には通常活動性の出血を意味します．
- 下血（melena）：黒色のタール様の便を排出することで，通常は上部消化管からの出血でみられます．その他に小腸から右側結腸からの出血でみられることがあります．
- 鮮血便（hematochezia）：肛門から鮮血あるいは暗赤色の血液を排出することで，大腸からの出血でみられることが多いです．ただし，上部消化管または小腸出血でも短時間に大きな出血をきたした場合には，同様の現象をきたします．
- 出血源不明の出血（obscured gastrointestinal bleeding：OGIB）：以前は，消化管出血の症例で上部消化管内視鏡と大腸内視鏡で出血源を同定できない場合を指しました．しかし，小腸を評価するモダリティが広く普及したことにより，小腸を含む全消化管を精査しても出血源を同定できない場合に限り「出血源不明の消化管出血」とよぶようになりました．
- 顕性出血（overt bleeding）：患者または医療者が目で認識できる消化管出血で，吐血，下血，鮮血便などの症状をきたします．
- 不顕性出血（occult bleeding）：患者および医療者が目で認識すること

JCOPY 498-14046

33

〔Ⅰ〕消化器に関する症候の診かた，考えかた

ができない消化管出血で，便潜血検査が陽性となります．鉄欠乏性貧血を伴う場合とそうでない場合があります．

⊗ 急性消化管出血へのアプローチ ⊗

吐血，下血などの症状を主訴に受診する急性消化管出血では，初期に適切な対応をしないと重篤な合併症をきたす，または致命的になることすらあります．以下を迅速に行い次の段階につなげることが大切です．

1．身体診察

最初にバイタルサインを把握します．仰臥位で低血圧，頻脈をきたしている場合には，すでに循環血液量の40%以上の出血をきたしています．安静時のバイタルサインが正常であれば，血圧，脈拍に起立性変化があるかを評価します．ただし，起立性変化（仰臥位から立位で収縮期圧が20mmHg以上低下，脈拍が10拍/分以上増加）は消化管出血の診断としての感度，特異度ともそれほど高くありません．例えば高齢者，正常人，β遮断薬などの薬剤服用者，出血以外の原因で循環血液量が減少している患者などでも血圧，脈拍の起立性変化を認めるので，起立性変化はあくまでも参考程度と考えたほうがよいでしょう．

ショックあるいは肝性脳症などのため意識障害をきたしている場合，誤嚥のリスクが高いため，必要であれば気管挿管を行い，気道を確保します．

急性消化管出血の初期対応で注意を払うべき身体所見には，慢性肝疾患の徴候の有無（黄疸，くも状血管腫，手掌紅斑，女性化乳房），毛細血管拡張（皮膚，口唇），心肺所見，腹部手術痕，直腸診での便の色があります．

2．静脈路の確保，血液検査

上述のように状態を確認しつつ，静脈路を確保し生理食塩水などの輸液を開始します．この際に血算，凝固，生化学（肝機能，腎機能を含む）の検体を採取し，状態に応じて輸血の準備のための採血を行います．ショッ

ク状態の患者では，可能であれば静脈路を 2 本確保します．

　実際の出血の後にヘモグロビン値が低下するまでには時間がかかりますので，出血量を過小評価しないように，他の情報と併せて総合的に評価をするようにします．

　特に重症の急性消化管出血では緊急内視鏡が必要になることが少なくありませんが，適切な輸液を行いショック状態から脱していることが大前提となります．

3. 病歴聴取

　出血源を推定するのに有用な情報に焦点をあてて病歴を聴取します．一例を 表1 に示します．

　また，ハイリスク群を同定するためにも病歴聴取は欠かせません．

　腹部手術の既往がある場合には，内視鏡検査のアプローチが変わる場合もありますので，その点を必ず確認します．腹部大動脈瘤の手術を受けた患者では大動脈腸管瘻（aortoenteric fistula）の可能性も考える必要があるので，そのような既往がないかを必ず確認します．

　内服薬の確認，特に抗血栓薬，NSAIDs の服用の確認も重要です．上部消化管出血の既往がある患者の最大 60％で，過去と同じ原因からの出血を認めたという報告があるので[2]，消化管出血の既往についても確認します．

4. 出血源の推測

　上部消化管出血を示唆する因子として，吐血，患者によるメレナの報告，身体診察で黒色便の確認，経鼻胃管による胃洗浄で血液またはコーヒー残渣様のものを認める，BUN/Cr 比が 30 を超える，があげられます[3]．一方，便内に凝血塊がある場合には上部消化管出血の可能性は低くなります．メレナは血液が消化管内に少なくとも 14 時間（長くて 3〜5 日間）存在した時に認められます．それよりも通過時間が短いと暗赤色〜鮮血色になります．消化管出血における便の色は，出血量と腸管内に滞在する時間に影響を受けるので，それを念頭に出血源を想定することが大切です．

〔Ⅰ〕消化器に関する症候の診かた，考えかた

表1　病歴から推定される出血源（Savides TJ, et al. Gastrointestinal bleeding. In: Feldman M, et al. editors. Sleisenger and Fordtran's Gastrointestinal and Liver Disease 10th ed. Saunders; 2016（電子版）[1]）

推定される出血源	病歴
鼻咽頭	鼻咽頭領域の放射線治療の既往 再発性鼻出血 鼻咽頭癌の既往
肺	血痰
食道潰瘍	GERD 胸焼け 大量飲酒 嚥下痛 錠剤の服用 経鼻胃管挿入の際の外傷
Mallory-Weiss 症候群	過度の飲酒 嘔吐
Cameron 病変	大きな食道裂孔ヘルニア
食道胃静脈瘤または 門脈圧亢進症性胃症	慢性肝疾患 肝硬変 過度の飲酒歴
胃 angiodysplasia	慢性腎疾患
アスピリンまたは他の NSAIDs の頻回利用	消化性潰瘍
消化性潰瘍の既往	
胃癌	早期飽満 体重減少
一次性大動脈腸瘻	過去に原因不明の大出血
二次性大動脈腸瘻	腹部大動脈瘤の人工血管による外科的修復
ファーター乳頭	最近の内視鏡的乳頭切開
胆管	最近の肝生検または胆管造影
膵管	膵炎 仮性嚢胞 最近の膵管造影
小腸の悪性腫瘍	遺伝性非ポリポーシス大腸癌 腹腔内転移性癌の既往 間欠的な小腸閉塞 反復性の原因不明消化管出血 体重減少

6　消化管出血

Meckel 憩室	幼少時からの原因不明消化管出血
小腸または大腸潰瘍	アスピリンまたは他の NSAIDs 使用
小腸毛細血管拡張症	頻回の鼻出血 遺伝性出血性毛細血管拡張症（Osler–Weber–Rendu 病）
小腸 angiodysplasia	60 歳以上
大腸憩室	腹痛を伴わない血便 大腸憩室症の既往
大腸新生物	排便習慣の変化 大腸新生物の既往または家族歴 亜急性出血 体重減少
虚血性腸炎	心血管疾患 腹痛または腹部不快感を伴う血便
潰瘍性大腸炎	血性下痢 炎症性腸疾患の家族歴 潰瘍性大腸炎の既往
Crohn 病	慢性腹部不快感 炎症性腸疾患の家族歴 Crohn 病の既往
裂肛	肛門痛を伴う血便
痔疾	排便時に滴下する血液 正常排便に伴う血便
ポリペクトミー後潰瘍	最近の大腸ポリペクトミー 抗凝固薬または抗血小板薬の使用
大腸または小腸 angioectasia	70 歳以上 心血管疾患 様々な重症度の反復する消化管出血
吻合部潰瘍	外科的腸管吻合の既往

> ● サイドメモ ●
>
> ### Cameron 病変
>
> 　食道裂孔ヘルニア内にできる線状の潰瘍またはびらんのことです．急性消化管出血の原因となることはほとんどありませんが，慢性出血から鉄欠乏性貧血をきたすことがあります．鉄欠乏性貧血の精査のため，上部消化管内視鏡検査を行った際に，ヘルニア内をよく観察しないと見逃されることがあります．貧血の原因となっている場合には，PPI で治療をします．

〔I〕消化器に関する症候の診かた，考えかた

⊗ 上部消化管出血 ⊗

1. 症状

多くは吐血あるいはメレナを主訴に受診します．喀血は，ときに吐血と鑑別を要しますが，喀血では咳とともに泡沫状の血液を口から排出する点で鑑別します．また，口腔内や鼻出血などが，ときに吐血と間違えられることがあるので注意します．メレナのほとんどは上部消化管由来ですが，口咽頭，小腸，右側結腸からの出血のこともあります．一方，鮮血便の場合はほとんどが下部消化管由来ですが，大量の上部消化管出血でもみられます．この場合は間違いなくバイタルサインの異常を伴います．鮮血便を主訴に救急外来を受診した患者のうち，10～15％の患者では上部消化管からの出血だったという報告があります[4]．鮮血便で不安定なバイタルサインを呈する患者では，上部消化管出血の可能性を考えることが大切です．

吐血，下血以外に，原因疾患に伴う症状として腹痛（消化性潰瘍など），胸焼け（逆流性食道炎など），嚥下障害（食道癌），吐血前の嘔吐，空吐き（Mallory-Weiss症候群）などが存在することがあります．

急性消化管出血ではない症例では，鉄欠乏性貧血で発見される，あるいは貧血に伴う労作性息切れ，易疲労感，動悸などを主訴に外来を受診することがあります．

2. 原因

上部消化管出血のため入院となった症例の出血原因を 表2 に示します．報告により頻度のばらつきはありますが，上部消化管出血の原因として一番多いのは消化性潰瘍です．その他に比較的頻度が高いのは食道胃静脈瘤出血，Mallory-Weiss症候群，食道炎です．胃十二指腸びらんからの出血が大きな出血になることはまれです．これら以外に上部消化管出血で大きな出血の原因となるものとして，Dieulafoy潰瘍，胆道出血（hemobilia），膵管内出血（hemosuccus pancreaticus），大動脈腸管瘻などがあります．

6 消化管出血

表2 上部消化管出血で入院した患者の出血源（Laine L. Gastrointestinal bleeding. In: Longo DL, et al, editors. Harrison's gastroenterology and hepatology. 2nd ed. McGraw Hill; 2013（電子版）[5]）

出血源	患者の割合（%）
消化性潰瘍	31〜67
食道胃静脈瘤	6〜39
マロリー・ワイス症候群	2〜8
胃十二指腸びらん	2〜18
食道炎	1〜13
腫　瘍	2〜8
血管異形成	0〜6
出血源不明	5〜14

3. 危険因子

　重症の消化管出血の予測因子として吐血，併存疾患（肝硬変，悪性腫瘍など），不安定な循環動態，ヘモグロビン値 8g/dL 未満があります．

　The International Consensus Upper Gastrointestinal Bleeding Conference Group やその他の専門家グループは，食道静脈瘤出血以外の上部消化管出血患者の中で，死亡および再出血のリスクの高い患者を同定し治療方針決定の助けとするため，スコアの使用を推奨しています．代表的なスコアが Glasgow-Blatchford スコアです 表3 ．このスコアは BUN 値，ヘモグロビン値，収縮期血圧値とその他のリスク因子の有無に基づいてスコアを算出し，0〜23 点の値をとります（スコア値が高いほどリスクが高くなります）．スコア 0 の場合は低リスクと考えられ，緊急内視鏡は必要でないと考えられています．その場合には消化器内科へのコンサルトは待機的で問題ありませんが，それ以外の症例では緊急内視鏡検査が必要となる可能性があるため，消化器内科に必ずコンサルトするようにします．

4. 診断

　上部消化管出血が疑われた場合に，まず行うべき検査は上部消化管内視鏡検査です．特に受診時の循環動態が不安定な場合には，先述の急性消化管出血の対応をし，可及的速やかに血行動態を安定させてから内視鏡検査を行います．

〔Ⅰ〕消化器に関する症候の診かた，考えかた

表3 Glasgow-Blatchford スコア (Blatchford O, et al, Lancet. 2000; 356: 1318-21[6])

来院時評価	スコア
BUN（mg/dL）	
<18.2	0
≧18.2, <22.4	2
≧22.4, <28	3
≧28, <70	4
≧70	6
ヘモグロビン値（男）（g/dL）	
≧13.0	0
12.0-12.9	1
10.0-11.9	3
<10.0	6
ヘモグロビン値（女）（g/dL）	
≧12.0	0
10.0-11.9	1
<10.0	6
収縮期血圧（mmHg）	
≧110	0
100-109	1
90-99	2
<90	3
他のリスク因子	
脈拍≧100 回/分	1
メレナ	1
失神	2
肝疾患	2
心不全	2

5. 治療

原因が特定できたら，それに対する治療を行います．

出血量によっては輸血が必要になる場合があります．上部消化管出血の患者においては，ヘモグロビン値が7g/dL 以下になったら輸血するほうが，ヘモグロビン値が9g/dL 以下になったら輸血する場合と比較して再出血率，致死率が低いという報告があります[7]．ただし，活動性出血の患

者では，ヘモグロビン値をガイドにすることは現実的ではないため，出血の状態をみながら輸血量を判断することになります．

⊗ 下部消化管出血 ⊗

1．症状

鮮血便を主訴に受診することが多いですが，右側結腸からの出血では暗赤色の便がみられます．重症の血便をきたした患者のうち，約15％では上部消化管からの出血であり，0.7〜9.0％で小腸からの出血だったと報告されています．急性消化管出血の場合には低血圧，頻脈，起立性低血圧などの症状を認めます．慢性出血の場合には貧血に伴う易疲労感，労作時息切れなどの症状を訴えることもあります．

2．原因

下部消化管出血の原因となる主な疾患を 表4 に示します．頻度の多いものは憩室，大腸癌，痔疾，ポリープ切除後出血です．

表4　大腸出血の主たる原因

憩室出血
血管異形成
虚血性腸炎
痔疾
炎症性腸疾患
新生物（癌またはポリープ）
放射線性腸炎

3．危険因子

重度の下部消化管出血の予測因子として，併存疾患（特に複数存在する場合），60歳以上，不安定な循環動態，鮮血便，抗血小板薬または抗凝固薬の使用があげられます．

下部消化管出血の症例で広く使用されているスコアはありませんが，一例として重症の下部消化管出血の予後を予想するスコアを 表5 に示します．このスコアでは以下の該当する因子を1ポイントずつ加算します；

〔Ⅰ〕消化器に関する症候の診かた，考えかた

表5 重症の下部消化管出血における予後予測スコアと転帰（Savides TJ, et al. Gastrointestinal bleeding. In: Feldman M, et al, editors. Sleisenger and Fordtran's Gastrointestinal and Liver Disease 10th ed. Saunders; 2016（電子版）[1] より引用）

総合点	頻度 （%）	重症出血の リスク（%）	手術を要する 割合（%）	死亡率	入院日数	平均輸血量 （単位）
0	6	6	0	0	2.8	0
1-3	75	43	1.5	2.9	3.1	1
≧4	19	79	7.7	9.6	4.6	3

＊以下の該当する因子を1ポイントずつ加算；アスピリンの使用，二つ以上の併存疾患，心拍数≧100/分，腹部の圧痛なし，入院後4時間以内の出血，失神，収縮期血圧≦115mmHg

アスピリンの使用，2つ以上の併存疾患，心拍数≧100/分，腹部の圧痛なし，入院後4時間以内の出血，失神，収縮期血圧≦115mmHg．スコアの高い患者では早期の大腸内視鏡検査を考慮すべきです．

4. 検査・治療

　静脈路を確保し，可及的速やかにバイタルサインの安定化を図ります．最初に行うべき検査は大腸内視鏡（colonoscopy；CS）です．ただし，病歴や身体所見から上部消化管出血が否定できない時には上部内視鏡検査も行います．上部消化管出血が否定されたらCSを行いますが，緊急CS（おおむね受診後12時間以内）が再出血率，手術率，在院日数，死亡率などのアウトカムの改善にどれだけ寄与するかは不明です．緊急CS（8時間以内）と待機的CS（48時間以内）を比較したRCTでは，緊急CSで診断は改善したものの患者の予後は改善しなかったと報告しています[8]．別のRCTでも，緊急CS（12時間以内）は待機的CS（36〜60時間以内）と比較して，再出血率，輸血量，在院日数，診断と治療に関する介入，入院費用において改善はなかったと報告しています[9]．これら2つのRCTは，サンプルサイズが比較的少ないため，両群に有意差を認めなかった可能性があります．ただし，出血から時間が経過すると，出血後の徴候を同定することが難しくなることから，さらなるエビデンスが明らかになるまでは，特にハイリスク群においては24時間以内にCSを施行するのがよいと考えられます．2016年に発表されたアメリカ消化器病学会（ACG）

42

6 消化管出血

でも，ハイリスクな患者や出血が持続する症例では 24 時間以内の CS を推奨しています[10]．鮮血便を呈する患者の評価のアルゴリズムを 図 に示します．

輸血に関して，ACG のガイドラインでは上部消化管出血と同様にヘモグロビン値 7g/dL 以上を維持することを目標にしますが，大量出血や虚血性心疾患など重篤な併存疾患をもつ場合，内視鏡などによる治療が遅延する可能性がある時には 9g/dL を輸血の閾値とすることを推奨しています．

⊗ 小腸出血 ⊗

従来 OGIB とよばれたものの多くが小腸病変からの出血例と考えられます．消化管出血の患者の約 5～10％では，上下部内視鏡と放射線科的な評価で出血源が同定できず，そのうちの 75％が小腸からの出血と報告されています[12]．

1．症状

顕性出血では，下血，鮮血便のいずれかの症状を主訴に受診します．不顕性出血では貧血を伴う場合には，易疲労感，労作時の息切れなどを認めることがあります．貧血がない場合には自覚症状に乏しく，便潜血検査陽性を指摘されて受診することもあります．

2．原因

小腸出血の原因の主なものを 表6 に示します．40 歳未満の患者では炎症性腸疾患，Dieulafoy 病変，Meckel 憩室，小腸腫瘍（GIST，リンパ腫，NET，腺癌，ポリープ）の頻度が比較的高いのに対して，40 歳以上の患者では血管性病変と NSAIDs による潰瘍からの出血の頻度が高くなります．

3．検査・治療

上下部内視鏡による評価がまだであれば，まず上下部内視鏡を行いま

[I] 消化器に関する症候の診かた，考えかた

図 鮮血便を呈する患者の評価（少量の肛門出血は除外．Strate L. Approach to acute lower gastrointestinal bleeding in adults. UpToDate[11] より改変）

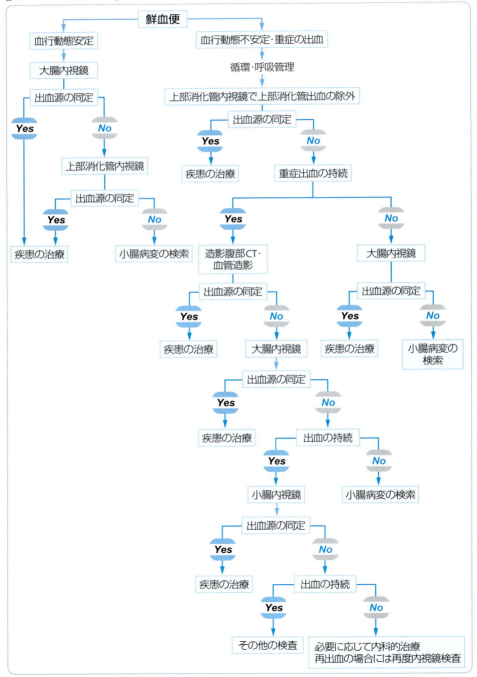

6 消化管出血

表6 小腸出血の原因 (Cave D. Evaluation of suspected small bowel bleeding. UpToDate[9] より改変)

頻度の多い原因		まれな原因
40 歳未満	40 歳以上	
炎症性腸疾患	血管異形成	Henoch–Schöenlein 紫斑病
Dieulafoy 病変	Dieulafoy 病変	小腸静脈瘤 かつ/または 門脈圧亢進症
新生物	新生物	性腸症
メッケル憩室	NSAIDs 潰瘍	アミロイドーシス
ポリポーシス症候群		Blue rubber bleb nevus 症候群
		弾性線維性仮性黄色腫
		遺伝性出血性毛細血管拡張症 (Osler–
		Weber–Rendu 症候群)
		AIDS に合併した Kaposi 肉腫
		Plummer–Vinson 症候群
		Ehlers–Danlos 症候群
		遺伝性ポリポーシス症候群
		(FAP, Peutz–Jeghers 症候群など)
		悪性萎縮性丘疹症
		胆道出血
		大動脈腸瘻
		膵管内出血

す. 上下部内視鏡で「出血源不明」とされる症例でも，再検査で上部または下部内視鏡で観察可能な範囲に出血源を同定される場合があります. また，腹部大動脈瘤手術の既往があり，大動脈腸管瘻が疑われる場合にはCT アンギオを撮影します.

　これらで出血源を同定できない場合には小腸病変を検索します. 循環動態が安定している患者で，まず行うべき検査はカプセル内視鏡です. カプセル内視鏡で原因を特定できず，その後出血がない場合には，それ以上の精査をせずに経過観察することも可能です. しかし，出血を繰り返す場合やカプセル内視鏡で疑わしい病変を認めた場合には，CT enterographyあるいは MR enterography，もしくは小腸内視鏡による精査を行います. 施設により選択すべき検査は異なるかもしれません. 活動性出血があり，循環動態が不安定の場合，治療に結びつく腹部血管造影あるいは小腸内視鏡の適応です.

〔Ⅰ〕消化器に関する症候の診かた，考えかた

⊗ 専門医へのコンサルトのタイミング ⊗

　重症例では早期に内視鏡を含めた検査，治療が必要になることが多いため，なるべく早く消化器内科医にコンサルトします．また，小腸出血の場合も出血から時間が経過するとともに診断率が低下するため，早めにコンサルトすることが望ましいです．

文献

1) Savides TJ and Jensen DM. Gastrointestinal bleeding. In: Feldman M, Friedman LS, Brandt LJ. editors. Sleisenger and Fordtran's Gastrointestinal and Liver Disease 10th ed. Saunders 2016（電子版）.

2) Palmer ED. The vigorous diagnostic approach to upper-gastrointestinal tract hemorrhage. A 23-year prospective study of 1,400 patients. JAMA. 1969; 207: 1477.

3) Srygley FD, Gerardo CJ, Tran T, et al. Does this patient have a severe upper gastrointestinal bleed? JAMA. 2012; 307: 1072-9.

4) Farrell J J, Friedman LS. Review article: the management of lower gastrointestinal bleeding. Aliment Pharmacol Ther. 2005; 21: 1281-98.

5) Laine L. Gastrointestinal bleeding. In: Longo DL, Fauci AS. editors. Harrison's gastroenterology and hepatology. 2nd ed. McGraw Hill 2013（電子版）.

6) Blatchford O, Murray WR, Blatchford M. A risk score to predict need for treatment for upper-gastrointestinal haemorrhage. Lancet. 2000; 356: 1318-21.

7) Villanueva C, Colomo A, Bosch A, et al. Transfusion strategies for acute upper gastrointestinal bleeding. N Engl J Med. 2013; 368: 11-21.

8) Green BT, Rockey DC, Portwood G, et al. Urgent colonoscopy for evaluation and management of acute lower gastrointestinal hemorrhage: a randomized controlled trial. Am J Gastroenterol. 2005; 100: 2395-402.

9) Laine L, Shah A. Randomized trial of urgent vs. elective colonoscopy in patients hospitalized with lower GI bleeding. Am J Gastroenterol. 2010; 105: 2636-41.

10) Strate LL, Gralnek IM. ACG Clinical Guideline: Management of patients with acute lower gastrointestinal bleeding. Am J Gastroenterol. 2016; 111: 459-74.

11) Strate L. Approach to acute lower gastrointestinal bleeding in adults. UpToDate（2016/11/8 に最終アクセス）

12) Cave D. Evaluation of suspected small bowel bleeding. UpToDate（2016/11/8 に最終アクセス）

7 下痢

⊗ 定義 ⊗

　一般に便が水分を多く含む状態（軟便，泥状便，水様便など）で，排便回数が1日3回以上ある場合を下痢とよびます．ただし，下痢の排便回数に関する厳密な定義はなく，実際の臨床現場では1日1〜2回の水様便がある患者が，「下痢」を主訴として受診することは少なくありません．排便回数に関しては，患者の普段の排便回数と比較することも参考になります．

　下痢はその期間により，2週間以内の急性下痢，2〜4週間の持続性下痢，4週間以上持続する慢性下痢に分けられます．

⊗ 病態生理――下痢のメカニズム ⊗

　1日に経口摂取した水分に加え，唾液，胃液，胆汁，膵液を合わせた9〜10Lの液体が空腸に流入します．健常人ではその約90％が小腸で吸収され，残りの800〜1500mLが大腸に流入します．大腸内に流入した液体の約90％が大腸で吸収され，最終的に排泄される糞便中には80〜100mLの水分が含まれます 図 ．糞便中には食物繊維，脱落した消化管粘膜上皮，細菌の死骸などが含まれますが，水分が全体重量の80％を占めます．

● サイドメモ ●

osmotic gap（浸透圧較差）

　便の浸透圧−2×（便Na＋便K）（単位 mOsm/kg）
で計算されます．大腸は浸透圧勾配を維持することができないため，便の浸透圧は290mOsm/kgとして問題ありません．実際に便の浸透圧を測定する必要があるのは，便に尿が混入している可能性がある場合と詐病などで便に水を加えていることが疑われる場合に限られます．

JCOPY 498-14046

47

小腸から大腸へ流入する液体が増えた場合，大腸は1日に3000～4000mLまで吸収することができますが，それを超える液体は糞便中に排泄されます．

　下痢が起こる機序の一つに，摂取した物質が腸管内で吸収されず，その浸透圧効果で腸管内に水分を保持する浸透圧性下痢があります．浸透圧性下痢では便の浸透圧較差（osmotic gap）が50mOsm/kg以上となります（サイドメモ）．乳糖不耐症の患者で吸収されない乳糖が下痢を引き起こす場合や，マグネシウム下剤による下痢（これは吸収されないマグネシウムにより便秘を改善することを期待して投与されるものですが）が例としてあげられます．

　もう一つの下痢の機序に分泌性下痢があります．腸管では電解質や栄養

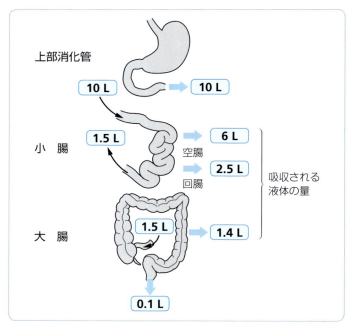

図　消化管における水分の吸収（Schiller LR, et al. In: Feldman M, et al, editors. Sleisenger and Fordtran's Gastrointestinal and Liver Disease. 10th ed. Saunders; 2016（電子版）[1] より改変）

素の吸収，分泌に伴い水分が移動します．水分の吸収と分泌は同時に行われており，吸収量が分泌量を上回るため，糞便中の水分は80〜100mL程度となります．ところが分泌量が吸収量を上回ると糞便中の水分が増加し下痢となります．分泌性下痢と呼ばれますが，実際は腸管の水分吸収量が減少することにより下痢をきたす場合が多いです．分泌性下痢では便の浸透圧較差は50mOsm/kg以下となります．原因には感染，切除や疾患に伴う腸管粘膜の表面積の減少，電解質輸送システムの欠如，炎症，腸管からの分泌を刺激する物質（細菌の毒素など）などが含まれます．

　実際にはこれら2つの機序の両者が関与した複合的な下痢が少なくありません．

⊗ 下痢の患者へのアプローチ ⊗

　まず，患者の重症度を把握します．低血圧，頻脈，血圧・脈拍の起立性変化など脱水を示唆する所見や意識障害，発熱，強い腹痛などがある場合には重症例と判断し，迅速な検査，治療を行います．

　下痢の分類は期間，便の性状，病態生理などに基づき複数のものが存在しますが，いずれの分類も完璧ではありません．下痢の原因を検索するにあたって，そのなかのいくつかの分類をうまく組み合わせることが大切です．

　まず，下痢の期間に基づく分類は非常に有用です．発症から2週間以内の急性下痢の場合，感染によるものが圧倒的に多く，しかもほとんどは自然治癒します．そのため重症例や重症化するリスクのある患者，あるいは抗菌薬を投与すべき症例を同定することに主眼を置きます．

　一方，下痢が4週間以上持続する慢性下痢の原因は多岐にわたります．そのため，病歴に基づいて考えられる疾患を絞り込む必要があります．これを怠ると検査を乱発することになり，検査結果の解釈も難しくなります．慢性下痢の鑑別では，まず便の性状が水様性，脂肪性，炎症性のいずれに該当するかを把握することから始めます．

　下痢の期間が2〜4週間の持続性下痢では，感染による下痢が通常より長引いたものが多く存在します．そのため，まず急性下痢と同様のアプ

〔Ⅰ〕消化器に関する症候の診かた，考えかた

ローチをして，特に感染症が除外された場合に他の原因を検索することになります．

1. 病歴

　まず，患者の訴えが本当に下痢であることを確認します．時に便失禁を「下痢」と訴える場合がありますが，便失禁と下痢ではその原因となる疾患やアプローチが違ってくるため，その確認が必要です．

　患者の訴える便通異常が下痢であることを確認したら，次にその期間を尋ねます．2週間以内の急性下痢であれば，感染によるものがほとんどであり，しかも多くは自然治癒します．一方，4週間以上持続する慢性下痢の場合は，鑑別疾患が非常に幅広くなり，精査を始める前に情報を収集し，どのような疾患が考えられるかを整理する必要があります．

　下痢の患者を診るときに必ず聞くべき項目として，便の性状（水様，血性，脂肪便），下痢のタイミング（日中 vs 就寝中，食後 vs 空腹時など），摂食歴，最近の渡航歴，服薬内容（最近3カ月以内の抗菌薬服用の有無を含む），入院歴，既往歴（腹部手術歴，放射線治療歴，免疫抑制状態など），随伴症状（体重減少，発熱，動悸，腹痛など）があげられます．薬剤の副作用など医原性の下痢は少なくないため，市販薬を含めた服薬内容とその他の治療歴については必ず確認するようにします．

　急性下痢の場合，ほとんどは自然治癒するため診断のために検査を要する症例は限定されます．激しい下痢で脱水をきたしている場合，頻回の粘血便がある場合，血便，38.5℃以上の発熱，下痢が3日以上持続する場合，強い腹痛がある場合，入院患者あるいは最近抗菌薬の使用歴がある場合，70歳以上の高齢者または免疫能低下の患者などでは便培養などの検査を考慮する必要があります 表1 ．病歴聴取の場合にこれらを見逃さないことが大事です．

　慢性下痢の場合，感染によるものの割合は低くなりその他の原因が多くなります．鑑別すべき疾患が多岐にわたるため，それを絞り込むために病歴が重要になります． 表2 にその項目を示します．

表1 急性下痢で便培養が必要な場合

- 重症例（重度の脱水, 高熱もしくは低体温）
- 血性下痢
- 下痢が3日以上持続する場合
- 最近3カ月以内の抗菌薬服用歴あるいは入院歴（*C.difficile* の疑い）
- デイケアなどの施設利用
- 免疫不全症例（HIV 感染例を含む）
- 高齢者（70歳以上）
- 炎症性腸疾患をもつ者の下痢（原疾患の増悪と感染との鑑別）
- 食品を扱う職業に従事する者
- 集団発生を疑う場合

2. 身体所見

　身体所見が下痢の原因を推測するのに役立つことは多くありませんが, 重症度を把握するのに有用です. 具体的には低血圧, 頻脈, 血圧・脈拍の起立性変化, 皮膚のツルゴール低下など脱水を示唆する所見がないかを確認し, 意識障害, 腹部所見の有無などを評価します.

　疾患に特異的な身体所見を認めることは多くありませんが, 病歴から疑われる疾患があればそれに留意して身体所見をとるようにします. 例えば, 炎症性腸疾患（inflammatory bowel disease; IBD）における関節炎, アミロイドーシスにおける肝脾腫, 甲状腺機能亢進症における甲状腺腫などがあげられます.

3. 検査の進め方

(A) 急性下痢

　前述したように急性下痢の多くは感染性で, かつその多くが自然緩解するため診断的検査が必要な場合は限られます. 患者の状態が重症と考えられる場合や, 嘔吐のために経口摂取ができない場合には, 血液検査で電解質異常, 腎機能障害がないかを確認します. 便の培養検査を行うべき症例は 表1 に示したとおりです. 入院後72時間以上経過して発症した下痢の場合, 一般細菌が原因であることはほとんどないため, 免疫不全患者な

〔I〕消化器に関する症候の診かた，考えかた

表2　慢性下痢の症例で聴取すべき項目

- 便の性状
- 病悩期間，発症様式
- 渡航歴
- HIV 感染のリスク
- 体重減少
- 便失禁の有無
- 絶食中あるいは就寝中の下痢
- 炎症性腸疾患（IBD）の家族歴
- 下痢の量
- 血性下痢の有無（小腸疾患より大腸疾患を疑う）
- 全身症状（発熱，関節痛，口腔潰瘍，眼の発赤）の存在（IBD の可能性）
- 服薬歴
- 下痢と関連する食事（ソルビトールを含有する食品，アルコールなど）
- 特定の食品と下痢の因果関係
- 性交渉に関する病歴
- 反復する細菌感染症

ど一部の患者を除いて便培養は不要です．

(B) 慢性下痢

　慢性下痢の原因は多岐にわたりますが，病歴からある程度鑑別疾患を絞り込むことが可能です．ただし，原因となる疾患についての知識がないと疾患を想起することすらできません．慢性下痢をきたす代表的な疾患について知っておくべきです．

　具体的には便の性状（水様性下痢，脂肪性下痢，炎症性下痢）と既往歴，服薬歴，疫学的情報から原因疾患を絞り込むのが正攻法でしょう．しかし，実際に外来で遭遇する慢性下痢の原因としては，紹介患者の割合が多い大学病院などの特殊な場合を除けば，過敏性腸症候群（irritable bowel syndrome；IBS）が圧倒的に多いでしょう．ですから，まず IBS とその他の疾患との鑑別を行うのが実践的と思われます．IBS では，発症が 10 歳代から 20 歳代のことがほとんどで，長期間にわたり症状があります．中年以降に症状が出現した場合や症状の期間が短い場合，就寝中にも下痢がある場合には IBS 以外の疾患を疑うべきです．下痢型 IBS では下

7 下痢

表3 下痢の原因となる薬剤など（Schiller LR. Diarrhea and Constipation. Digestive Diseases Self-Education Program 6. AGA Press. Bethesda. 2011 [2] より）

- 抗菌薬（ほとんどの抗菌薬）
- 抗腫瘍薬（多くの抗腫瘍薬）
- 抗炎症薬（例: NSAIDs, 金, 5-ASA）
- 抗不整脈薬（例: キニジン）
- 降圧剤（例: β遮断薬）
- 制酸薬（マグネシウム含む薬剤など）
- 胃酸分泌抑制薬（H_2ブロッカー, PPI）
- コルヒチン
- プロスタグランジン製剤（例: ミソプロストール）
- SSRI
- テオフィリン
- ビタミン, ミネラルサプリメント
- 漢方薬
- 重金属

痢に腹痛を伴います．RomeⅢの診断基準では，排便後に腹痛が改善するとされていましたが，実際には排便後も腹痛が続き，時に増悪することがあるため，新しいRomeⅣ診断基準では「排便に関連した腹痛がある」となりました．いずれにしても腹痛を伴わない下痢の場合にはIBSは考えにくくなります．さらに，IBSは機能的疾患ですから，血便，発熱，体重減少，検査上の炎症所見（白血球増多，CRP上昇，赤沈亢進），貧血などを伴いません．これらの所見がある場合には，IBSではなく器質的疾患を考えて精査を行うべきです．

　下痢の原因としてIBS以外が疑われた場合には，器質的疾患を想定して鑑別疾患を絞り込んでいきます．さまざまな検査を行う前にすべきことは，服用する薬剤の確認です．医師が処方した薬剤に加えて，市販される薬剤の服用についても必ず確認します．下痢の原因となる薬剤の代表例を**表3**に示します．

　ここまでで慢性下痢の原因が同定できない場合にはさらに精査が必要になります．まず行うべきは便の検査です．便の潜血反応，便中白血球が陽

性であれば，炎症性下痢と考えられます．便の Sudan Ⅲ 染色で脂肪滴を認めれば脂肪性下痢と考えます．これらに該当しない場合は水様性下痢の可能性が高くなります．水様性下痢の鑑別には便の浸透圧較差が有用です．

便中に血液や白血球を認める炎症性下痢では小腸疾患より大腸疾患を強く疑います．鑑別すべき疾患には IBD，感染，虚血，放射線性腸炎，腫瘍などがあります．これらの精査として，まず大腸内視鏡を行います．

脂肪性下痢は膵臓の外分泌機能低下もしくは胆汁の不足でみられる消化不良と小腸粘膜の広範な異常が原因の吸収不良でみられます．便中の脂肪の量は前者でより多い傾向にあります．精査としては小腸，胆道系，膵臓の異常の有無を評価します．

水様性下痢の原因は多岐にわたります．そのなかでも浸透圧性下痢の原因は限られるため，水様性下痢の場合に浸透圧性下痢か分泌性下痢かを鑑別することが大事になります．そのためには便中のナトリウムとカリウムを測定し，浸透圧較差を求める必要があります．便の浸透圧較差が 50mOsm/kg 以上の時には浸透圧性下痢と考えられ，その原因は糖質の吸収不良とマグネシウムを含む薬剤の服用などに限られます．便の pH が 6 以下の場合には糖質の吸収不良が疑われます．ただし，実際には便中の電解質を測定することができない施設も多いでしょう．その場合には服用する薬剤の再確認や便の pH 測定が参考になります．

便の浸透圧較差が 50mOsm/kg 以下の場合，分泌性下痢と考えられます．鑑別すべき疾患は非常に多く，臨床的情報から可能性の高い疾患から調べていくことになります．このカテゴリーでは感染の可能性もあります．特に HIV 感染者では注意を要します．そのほかに鑑別すべき疾患として小腸細菌過剰増殖症（SIBO），クローン病，リンパ腫などがあげられます．神経内分泌腫瘍による分泌性下痢はよく知られますが，実際には頻度が非常に低いため，そのほかのより頻度が高い疾患から除外する必要があります．

以上，便の性状に基づくアプローチについて述べましたが，複数のカテゴリーがオーバーラップすることも珍しくありません．ですから，この分

類は便宜的なものであり，結果の解釈にあたっては柔軟に対応することが大切です．

⊗ 治療，フォローアップ ⊗

　急性下痢の場合，ほとんどが自然治癒し特別な治療を要しません．軽度の脱水があるものの経口摂取が可能な場合には，経口補水液などの摂取を推奨します．経口摂取が難しい場合や重度の脱水がある場合には輸液療法が必要になります．

　発熱，血便などを伴う大腸型の感染と考えられる場合やクロストリジウム・ディフィシル感染では止痢薬や鎮痙薬の使用により症状の悪化，遷延をきたす可能性があるため，これらの薬剤の投与を控えるのが賢明です．軽症から中等症の細菌性腸炎の多くで抗菌薬の投与は不要です．抗菌薬投与の適応となる症例は，中等度以上の旅行者下痢症，発熱や血性下痢のある患者，下痢の回数が1日6回以上，脱水を伴う場合，1週間以上症状が持続している場合，入院加療を考慮している場合，免疫不全状態にある患者，高齢者（70歳以上）や併存疾患があり合併症のリスクの高い患者などです．抗菌薬を投与する前には便培養を提出するようにします．これは菌の同定に役立つばかりでなく，下痢が改善しなかった場合の治療のガイドにもなるからです．

　慢性下痢の場合，原因となる疾患の診断がつき，それに対する特異的な治療がある場合には，その治療を行います．疾患に特異的な治療がない，あるいは診断がつかないときには対症療法を行うこととなります．

⊗ 専門医へのコンサルトのタイミング ⊗

　血便や強い腹痛がある場合，大腸内視鏡などの専門的な精査を要する場合には早期に消化器専門医にコンサルトするべきです．また，慢性下痢の症例で感染症以外の原因を含めて精査が必要な時にも専門家にコンサルトしたほうがよいでしょう．IBDの診断がついた時も，緩解導入療法や病状の把握などが必要であり，やはり消化器専門医にコンサルトすることが望ましいと考えます．

〔I〕消化器に関する症候の診かた，考えかた

文献

1) Schiller LR, Sellin JH. Diarrhea. In: Feldman M, Friedman LS, Brandt LJ, editors. Sleisenger and Fordtran's Gastrointestinal and Liver Disease. 10th ed. Saunders. 2016（電子版）.

2) Schiller LR. Diarrhea and Constipation. Digestive Diseases Self-Education Program 6. AGA Press. Bethesda. 2011.

8 便秘

⊗ 定義 ⊗

　排便習慣の個人差は大きいため，便秘を詳細に定義することは難しいです．多くの人は最低週3回の排便があるとされますが，排便回数が少ないことだけが便秘の定義ではありません．患者は排便に伴うそのほかの症状，例えば硬便，残便感，腹部膨満あるいは膨満感，過剰な努責，排便時の直腸肛門の閉塞感，自己摘便などを訴えて受診することがあります．RomeⅣでは機能性便秘を 表1 のように定義しています．この定義は主に臨床研究で用いられますが，排便回数以外の症状も重要であることが理解できると思います．ですから，患者が"便秘"を訴える時には，具体的にどのような症状を意味しているのかを確認することが大切になります．便秘の診療にあたっては，原因を特定すると同時にその症状を改善することが治療の目標となります．

　便秘の分類はいくつかありますが，現在国際的に最も標準的に用いられている分類では，特発性便秘と続発性便秘に分けます．続発性便秘は他の疾患や薬剤の影響で起きる便秘を指し，特にそのような誘因がなく起きる

表1　機能性便秘の診断基準（RomeⅣ診断基準）（Lacy BE, et al, Gastroenterology. 2016; 150: 1393-407[1]）

1. 次の二つ以上の項目を満たすこと
   a. 排便の25%以上にいきみがある
   b. 排便の25%以上に兎糞状便あるいは硬便（ブリストル便形状スケール1-2）
   c. 排便の25%以上に残便感がある
   d. 排便の25%以上に直腸肛門の閉塞感あるいはつまった感じがある.
   e. 排便の25%以上に用手的に排便促進の対応をしている（摘便，骨盤底圧迫など）
   f. 排便回数が週に3回未満
2. 下剤を使わないときに軟便になることはまれ
3. 過敏性腸症候群の診断基準を満たさない

*6カ月以上前から症状があり，最近3カ月間は上記の基準を満たしていること

〔Ⅰ〕消化器に関する症候の診かた，考えかた

便秘は特発性便秘とします．

⊗ 病態生理 ⊗

1. 便の形成から排便まで

　回腸末端から大腸に流入する水分は1日1000〜1500mL です．大腸はナトリウムと水分を非常によく吸収し，最終的に便に含まれる水分は100〜200mL となります．大腸の内容物は食物残渣，水，電解質，細菌，ガスです．小腸で吸収されなかった糖質の一部は大腸内の細菌に分解され短鎖脂肪酸やガスが生じます．

　普段，直腸は恥骨直腸筋により前方に牽引されており，肛門管と直腸下部で肛門直腸角を形成しています．さらに，不随意筋である内肛門括約筋の収縮により排泄抑制を保っています．便塊が直腸に達し直腸壁が伸展されると便意を催します．同時に内肛門括約筋が一過性に弛緩します．また仙骨副交感神経が恥骨直腸筋を弛緩させることにより，肛門直腸角を直線状とし，随意筋である外肛門括約筋を弛緩させることにより排便に至ります．腹圧をかけることにより排便しやすくなります．

2. 便秘の種類

　特発性便秘は normal-transit（NTC；大腸通過正常型），slow-transit（STC；大腸通過遅延型），排便障害（defecatory disorders）の3つのタイプに分類できます．STC と排便障害が合併することもあります．このなかで，最も頻度が高いのは NTC で，STC は最も頻度が低いものです．特発性便秘の特徴を 表2 に示します．

　一方，続発性便秘は他の疾患や薬剤により引き起こされますが，その原因を 表3 に示します．この中でも頻度の高いものが薬剤の副作用による便秘です．

⊗ 便秘の患者へのアプローチ ⊗

1. 病歴

まず便秘が特発性か続発性かを判断する必要があります．多くの全身疾

表2 特発性便秘の臨床的分類（Lembo AJ. Chapter 19 Constipation. In: Feldman M, et al, editors. Sleisenger and Fordtran's Gastrointestinal and Liver Disease. 10th ed. Saunders. 2016 電子版[2] より改変）

種　類	特　徴	検査所見
大腸通過正常型（NTC）	不完全な排便，腹痛が伴うことがあるが，主たる症状ではない	生理学的検査は正常
大腸通過遅延型（STC）	排便回数の減少（例；週に1回以下），便意の消失，繊維と下剤に対する反応が不良，全身症状（不快，疲労感），若い女性に多い	大腸通過の遅延（X線不透過マーカー投与後5日に20%以上のマーカーが大腸内に残存）
排便障害	頻回の努責，不完全な排便，排便に際して会陰部の用手圧迫等が必要なことがある	バルーン排出検査または/かつ直腸内圧測定で異常

表3 続発性便秘の原因（Shah BJ, et al, Ann Intern Med. 2015; 162: ITC1[3]）

原因	例
食事および生活習慣	脱水あるいは水分摂取の不足 繊維の少ない食事 不活発な身体活動 不健康な排便習慣（特に便意を無視する）
構造的異常	腫瘍：大腸癌 大腸の狭窄・閉塞：虚血，炎症，放射線治療後 　外部からの圧排
神経	末梢神経：自律神経障害，糖尿病，Hirschprung 　病，シャーガス病 中枢神経障害：多発性硬化症，パーキンソン病， 　脊髄損傷，脳卒中，認知症，外傷性脳損傷 慢性偽性腸閉塞症
内分泌	甲状腺機能低下症，糖尿病，副甲状腺機能亢進症，汎下垂体機能低下症，褐色細胞腫，妊娠
代謝	慢性腎疾患，電解質異常（高カルシウム血症，低カリウム血症，低マグネシウム血症），重金属中毒，ポルフィリア
筋原性	筋強直性ジストロフィー，強皮症，アミロイドーシス

[I] 消化器に関する症候の診かた,考えかた

精神疾患,心理的	うつ病,拒食症,認知症,薬物乱用
その他	サルコイドーシス

■図 ブリストル便形状スケール（BSFS）（Lacy BE, et al. Gastroenterology. 2016; 150: 1393-407[1]）

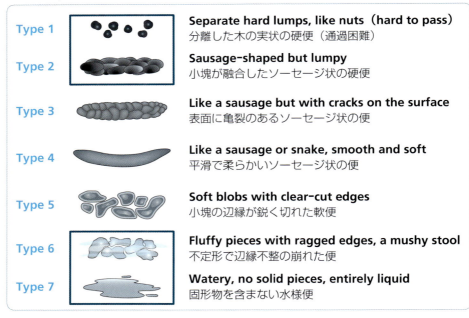

患や薬剤が便秘の原因となり得ます．

便秘を示唆する症状を訴える患者から聴取すべき事項として，発症時期，排便の頻度，便の性状，自覚症状の種類と出現頻度（腹痛，腹部膨満感，残便感，悪心など），既往歴，常用薬，食事の内容，血便の有無，体重減少，大腸癌の家族歴，今まで受けた大腸がん検診の結果などがあげられます．排便の頻度や便の性状に関しては，下剤を服用しない状態でどうなのかを確認しますが，すでに下剤を常用している場合には，下剤の種類，服用量，服用頻度，下剤服用と排便のタイミングについて確認します．また，排便に際して長くいきむことがあるか，自分で摘便をしなけれ

ばならないことがあるか，会陰部を手で支えなければならないかなどについても聴取します．便の性状についてはブリストル便形状スケール（BSFS）が有用です　図 ．BSFS の 1 型と 2 型が硬便，6 型と 7 型が軟便と定義されています．便の性状は排便回数よりも結腸移送時間のよい指標であるとされます．より詳細な排便状況を把握するためには，2 週間の排便日誌を用いることも有用です．排便日誌では，便が出た時間と量，便の形状（できれば BSFS で記録），残便感や便もれの有無，下剤を飲んだ場合は服薬した時間と薬の種類，用量，さらに食事の内容などを記録してもらいます．公開されている排便日誌を使うのも一法です〈http://www.carenavi.jp/jissen/ben_care/problem/problem02.html〉．

便秘患者における警告症状・徴候を　表4 　に示します．これらの警告症状・徴候がない患者を含めた，全ての患者にルーチンに血液検査，X 線検査，内視鏡検査を行うことを支持するエビデンスはありません．病歴を聴取する際には，精査を行うべきかどうかを見極める情報の収集を行います．

2. 身体所見

身体診察が便秘の原因特定に結び付くことはあまりありませんが，肛門周囲と直腸の診察は有用であることがあります．診察にあたっては，患者を左側臥位とし股関節を 90 度に屈曲します．まず，肛門周囲の視診で裂肛，痔瘻，痔疾，腫瘍がないかを確認します．次に患者にいきむよう指示して直腸脱などがないかを確認します．続いて仙骨神経支配に異常がないか，綿棒の先端で肛門周囲をこすります．正常では，この刺激により肛門が閉じます．肛門管の緊張度（トーヌス）を直腸指診で確認します．安静時のトーヌスは内肛門括約筋の機能を反映します．安静時のトーヌスが極端に低下している場合には直腸脱を疑います．肛門部を収縮したときのトーヌスは外肛門括約筋の機能を反映します．肛門部の狭窄がないかも同時に確認します．さらに指を奥に進め，直腸内に腫瘍を触れないかを確認します．また，女性患者で直腸前壁を押すと膣側へ突出する場合には，直腸瘤を疑います．最後に直腸診の指を直腸に入れた状態で，患者にいきん

〔Ⅰ〕消化器に関する症候の診かた，考えかた

表4 **便秘患者における警告症状・徴候**（Lindberg G, et al, World Gastroenterology Organisation Global Guidelines. Constipation: A Global Perspective[4] より改変）

- 便の太さの変化
- 便潜血反応陽性
- 鉄欠乏性貧血
- 閉塞症状
- 50歳以上で，過去に大腸癌スクリーニングを受けたことがない
- 最近発症した便秘症で原因が明らかでないもの
- 血便
- 直腸脱
- 大腸癌あるいは炎症性腸疾患の家族歴
- 体重減少

推奨する検査 ⇒ 大腸内視鏡検査

でもらいます．怒責時の肛門管のトーヌスは，通常は安静時と変わりませんが，収縮時と同じくらいトーヌスが強くなる場合には協調運動障害を疑います．

3．検査の進め方

病歴と身体所見から炎症性疾患，大腸腫瘍，代謝性疾患，その他の全身疾患を疑う場合には血算，電解質，血糖値，カルシウム，甲状腺機能について調べます．また，**表4**に示すような警告徴候がある場合には大腸内視鏡を行います．

⊗ 治療，フォローアップ ⊗

まず，病歴，身体所見，血液検査の結果などから続発性便秘を同定します．薬剤の副作用による便秘の場合，原因となる薬剤の中止もしくは他剤への切り替えを考慮します．また，その他の続発性便秘では原疾患の治療を行います．

特発性便秘に対して薬物療法を開始する前に，患者に食事を含めた生活習慣の改善を指導します．患者には，繊維と水分摂取を励行し，便意を我

慢しないよう指導します．大腸の動きは食後に活発になり，特に朝が最も活発です．そのため，患者には朝食後に 15 分から 20 分間トイレに座り，いきまずに排便をする習慣をつけるよう指導します．朝食を抜いて，ぎりぎりまで寝ているような生活習慣の場合，まずこれを改めることが大切です．

　生活習慣の改善で効果が認められない，あるいは不十分である時には薬物治療を開始します．食物繊維の摂取が不十分と考えられる場合には，膨張性下剤であるポリカルボフィルカルシウムやカルメロースナトリウムなどを用います．これらに共通した副作用として腹部膨満があります．また，ポリカルボフィルカルシウムはさまざまな薬剤との相互作用があるため注意を要します．

　次の段階として用いる薬剤は浸透圧性下剤です．わが国で最も多く用いられている酸化マグネシウムは，浸透圧性下剤の中の塩類下剤に分類されます．酸化マグネシウムは刺激性下剤と比較して腹痛の出現が少なく，用量を調節しやすい長所がある一方，高齢者や腎機能が低下した患者では高マグネシウム血症をきたすことがあるため注意を要します．また，併用注意薬が多い点も留意します．その他の浸透圧性下剤としてポリエチレングリコール，ラクツロースがあります．ポリエチレングリコールは大腸検査あるいは大腸手術前の腸管洗浄しか保険適用がなく，ラクツロースも下剤としては産婦人科術後と小児でしか保険適用がないため，わが国では使用しにくいのが現状です．

　浸透圧下剤が無効，あるいは使用できないときには分泌性下剤を試みます．わが国にはルビプロストンがあります．この薬剤は小腸粘膜のクロライドチャンネルを刺激して，腸管内の水分分泌を促進し，便を柔らかくし，腸管内の便の輸送を高めて排便を促進します．

　これまであげた薬剤で効果を認めない場合，刺激性下剤や消化管運動機能改善薬を用います．刺激性下剤にはセンノシド，ピコスルファートナトリウム，ビサコジルなどがあります．刺激性下剤の作用は強力ですが，腹痛の副作用を伴いやすく，連用により薬剤耐性をきたしやすいため，頓用で用いるのが望ましいです．また，消化管運動機能改善薬にモサプリドが

〔Ⅰ〕消化器に関する症候の診かた, 考えかた

ありますが, 便秘の保険適用はありません.

⊗ 専門医へのコンサルトのタイミング ⊗

　前項で述べた治療が無効だった時には, 漫然と下剤の投与を続けるのではなく, 専門医へコンサルトすべきです. その上で, 大腸通過時間の測定, 肛門内圧検査, バルーン排出検査, 排便造影検査などが行われます.

　難治性の便秘症の場合, 大腸通過正常型と大腸通過遅延型を区別する目的で, 大腸通過時間の測定は有用です. 大腸通過時間の測定には, X線不透過マーカー法を行います. X線不透過マーカーには Sitzmarks があります. 健常者ではマーカー服用 120 時間 (5 日間) 以内に 80％以上のマーカーが体外に排泄されます. 20％以上のマーカーが大腸内に残存している場合には大腸通過遅延型と判定します.

　排便障害を診断する検査には肛門内圧検査, バルーン排出検査, 排便造影検査などがあり, いずれも専門施設で行われます.

文献

1) Lacy BE, Mearin F, Chang L, et al. Bowel Disorders. Gastroenterology. 2016; 150: 1393-407.
2) Lembo AJ. Chapter 19 Constipation. In: Feldman M, Friedman LS, Brandt LJ. editors. Sleisenger and Fordtran's Gastrointestinal and Liver Disease. 10th ed. Saunders. 2016 電子版.
3) Shah BJ, Rughwani N, Rose S. Constipation. Ann Intern Med. 2015; 162: ITC1.
4) Lindberg G, Hamid S, Malfertheiner P, et al. World Gastroenterology Organisation Global Guidelines. Constipation: A Global Perspective. http://www.worldgastroenterology.org/guidelines/global-guidelines/constipation/constipation-english (2016/11/6 最終アクセス)

9 消化管ガスによる症状
——げっぷ，放屁，腹部膨満感

⊗ 定義 ⊗

　消化器外来を受診する患者の消化管ガスに関する訴えとして，げっぷ（eructation），腹部膨満感（abdominal bloating），放屁（flatulence, flatus）などがあります．患者は，これらの症状が消化管内のガスが増加したことによると捉えることが多いですが，必ずしもそうではありません．この章では，消化管のガスに関わる症状について概説します．

　げっぷは食道または胃内のガスを逆行性に口から排出することをいいます．

　英語の bloating が腹部膨満感に相当します．これは腹部が張ったような自覚症状を指します．実際に腹部が膨隆し，腹囲が増加した状態である腹部膨隆とは異なることに注意してください．

　放屁は腸管内のガスを肛門から排出することです．

⊗ 病態生理 ⊗

　消化管内のガスは嚥下する空気，酸と重炭酸塩との化学反応により発生する二酸化炭素，消化管内の細菌による発酵，血液からの拡散などのインプットとげっぷ，腸内細菌による消費，消化管によるガスの吸収，放屁などのアウトプットとのバランスにより決まります[1]．消化管内のガスの量は，空腹時，食後，ガスによる腹部膨満感を訴える人で測定し，いずれも200mL と報告されています[2]．腸内ガスが過剰になる疾患を 表1 に示します．

　消化管内のガスの組成は窒素，酸素，二酸化炭素，水素，メタンが大部分を占めます．これらはいずれも無臭です．放屁の臭いは硫黄を含むガスが原因と考えられています．

　胃内のガスの大部分は空気の嚥下によります．不安，ガムを噛むこと，喫煙で空気嚥下の量が増え，げっぷ，腹部膨満感，腹痛，腹部膨隆をきた

〔I〕消化器に関する症候の診かた，考えかた

表1 過剰な腸内ガスの鑑別診断（Abraczinskas D. Intestinal gas and bloating. UpToDate[2]）

◎ **腸閉塞**
- 癒着
- 悪性腫瘍

◎ **消化管運動障害**
- 糖尿病
- 強皮症
- 偽性腸閉塞
- 薬剤

◎ **過敏性腸症候群**

◎ **吸収不良**
- 乳糖不耐症
- 果糖不耐症
- セリアック病
- 膵不全

◎ **感染**
- 小腸細菌過剰増殖
- ジアルジア

◎ **心理的**
- 不安（空気嚥下症）

◎ **食品由来**

します．

　消化管内のガスの5大成分のうち，二酸化炭素，水素，メタンは消化管内で産生されます．二酸化炭素は脂肪とたんぱく質の消化や細菌による発酵および酸と重炭酸の反応から生じます．水素は主に大腸で発生し，小腸で消化されない食物の残りを細菌が分解することにより発生します．ただし，小腸細菌過剰増殖がある場合には，小腸でも発生します．炭水化物とタンパク質が水素の元となります．メタンも腸内細菌が産生します．

⊗ 消化管ガスによる症状を訴える患者へのアプローチ ⊗

1．病歴

　まず，げっぷが多いのか，放屁で悩んでいるのか，あるいは腹部膨満感

があるのかなど，どのような症状があるのかを確認します．慢性的なげっぷは空気嚥下症に伴う症状です．空気嚥下は不安，ガムを嚙む，喫煙，早食いなどで引き起こされるため，そのような習慣がないかを確認します．また，炭酸飲料もげっぷの原因となるので，その消費量についても確認します．

　一方，健常人の放屁の回数は10〜20回／日とされます．重大な疾患により放屁の回数が増えることは少ないですが，夜間就寝中の腹痛，体重減少，血便，発熱，嘔吐，脂肪便，新しく始まった下痢などの警告徴候がないかを確認します[2]．

　「お腹の張り」を訴える場合，それが腹部膨満感なのか，実際に腹囲が増加した腹部膨隆であるのかの確認も必要です．腹部膨満感を訴える患者は，腸管ガスの増加による症状と捉えがちですが，実際にはそうでないこともあります．ウエストがきつくなった，あるいはベルトのサイズの変化があれば，客観的な腹囲の変化を知る参考になりますが，多くは患者の訴えだけにとどまります．腹部膨満感に加えて，下痢，体重減少，盗汗などがある場合には，吸収不良症候群をはじめとする器質的疾患を考えなければなりません．また，客観的に腹囲が増加している場合には，腹水，腹腔内の腫瘍などの存在も考えなければなりません．その場合には「腹部膨隆・腹水」の項を参照してください．

2. 身体所見

　身体診察が診断の手がかりになることは少ないですが，強い腹部の圧痛や胃振盪音を認めた場合には，器質的疾患の存在を示唆するので必ず診察で確認するようにします．

3. 検査の進め方

　げっぷを訴える患者は，しばしば胃の疾患を心配して医療機関を受診しますが，器質的疾患を認めることはまれです．内視鏡検査を行うのは，その他の症状（例えば胸焼けなど）がある場合に限るべきです．

　放屁が多い場合，食事内容の影響を受けていることも少なくありませ

〔Ⅰ〕消化器に関する症候の診かた，考えかた

表2 FODMAP 食の特徴と含まれる食品（Abraczinskas D. Intestinal gas and bloating. UpToDate [2]）

			含まれる食品
F	Fermentable		
O	Oligosaccharides	フルクタン，ガラクトオリゴ糖	小麦，大麦，ライ麦，玉ねぎ，ニラネギ，長ネギの白い部分，ニンニク，エシャロット，アーティチョーク，ビートの根，ウイキョウ，エンドウ豆，チコリ，ピスタチオ，カシューナッツ，豆果，レンズ豆，ヒヨコ豆
D	Disaccharides	乳糖	牛乳，カスタード，アイスクリーム，ヨーグルト
M	Monosaccharides	果糖（グルコースを上回る果糖）	リンゴ，ナシ，マンゴー，サクランボ，スイカ，アスパラガス，スナップエンドウ，はちみつ，フルクトースを多く含むコーンシロップ
A	And		
P	Polyols	ソルビトール，マンニトール，キシリトール	リンゴ，ナシ，アンズ，サクランボ，ネクタリン，桃，スモモ，すいか，マッシュルーム，カリフラワー，人工甘味料を含むガムや菓子

ん．しかし，先にあげた警告徴候がある場合には，吸収障害をきたす器質的疾患を疑うので，精査を行うべきです．

　腹部膨満感に関しては，腹部膨隆がないかを確認し，膨隆が疑われるまたは膨隆が存在する場合には X 線検査，超音波検査など疑う病態に応じて画像検査を選択します．

⊗ 治療 ⊗

　慢性的なげっぷに関しては，その原因となる空気嚥下症の対策を行います．早食い，ガムを噛むあるいは喫煙をする習慣，炭酸飲料の消費を止めるよう指導します．不安が強く，それが空気嚥下症に関連していると考えられる場合には，抗不安薬の投与を試みることもあります．

放屁，腹部膨満感に対する治療として，低 FODMAP 食を試みても良いかもしれません．FODMAP とは，fermentable（発酵性の），oligosaccharides（オリゴ糖），disaccharides（二糖類），monosaccharides（単糖類），and polyols（ポリオール）の頭文字をとったものです 表2 ．低FODMAP 食により，過敏性腸症候群の患者の腹痛，腹部膨満感，放屁を改善したという報告があります[3]．低 FODMAP 食は消化管ガスに伴う症状を改善する可能性はありますが，そのような症状のない人には推奨できません．消化管内ガスを除去する目的でジメチコン（ガスコン）が投与されることがありますが，症状の緩和における有効性は示されていません．小腸細菌過剰増殖症が原因である場合には抗菌薬による治療を行います．

⊗ 専門医へのコンサルトのタイミング ⊗

吸収不良症候群やその他の器質的疾患が疑われる場合，とくに上記にあげた警告徴候がある場合には精査が必要です．対症療法のみですませずに，必要であれば専門家にコンサルトすることが大切です．

文献

1）Azpiroz F. Intestinal gas. In: Feldman M, FriedmanLS, Brandt LJ. editors. Sleisenger and Fordtran's Gastrointestinal and Liver Disease 10th ed. Saunders. 2016（電子版）．

2）Abraczinskas D. Intestinal gas and bloating. UpToDate（2016/11/10 に最終アクセス）

3）Halmos EP, Power VA, Shepherd SJ, et al. A diet low in FODMAPs reduces symptoms of irritable bowel syndrome. Gastroenterology. 2014; 146: 67-75.

10 腹部膨隆・腹水

⊗ 定義 ⊗

　腹部膨隆は腹囲が増加して突出あるいは緊満した状態を指します．英語では abdominal distention または abdominal swelling とよばれます．これに対し，腹部膨満感（abdominal bloating）は自覚症状で，実際に腹囲が増加していないこともあります．腹部膨満感に関しては，「消化管ガスによる症状」の項を参照してください．腹腔内に貯留した液体を腹水とよびます．

⊗ 病態生理 ⊗

　腹部膨隆の原因は以下の "6つのF" があります；flatus（鼓腸），fat（肥満），fluid（腹水），fetus（妊娠），feces（腸閉塞，便秘），fatal growth（しばしば腫瘍）[1]．

　これらのうち，腹部全体が膨隆するのは肥満，腹水，便秘，鼓腸です．これに対して，腫瘍，囊腫，妊娠，巨大結腸症，腹壁ヘルニア，腸閉塞などでは局所的な膨隆をきたすことが多いです．

⊗ 腹部膨隆の患者へのアプローチ ⊗

1. 病歴

　腹部膨隆の患者の訴えは，ウエストがきつくなった，腹部が張る，腹部の不快感，息苦しさなどです．一見して腹部膨隆が明らかな場合はともかく，訴えの内容によっては，すぐに腹部膨隆と気づかない場合もあるので要注意です．

　病歴聴取では，体重減少，食欲低下，盗汗など悪性腫瘍を示唆する症状がないかを確認します．また，排便習慣，悪心・嘔吐や腹部手術の既往の有無についても確認します．閉経前の女性では最終月経を確認します．肝硬変は腹水の原因として多いものです．慢性肝炎，アルコール多飲など肝

10 腹部膨隆・腹水

硬変のリスク因子がないかも確認します.

2. 身体所見

当然腹部診察は行いますが，全身の診察が腹部膨隆の原因を知る手がかりになることがあるため，その他の部位にも注意を払います．リンパ節腫脹，とくに左鎖骨上窩のリンパ節腫脹（Virchow リンパ節）は腹部の悪性腫瘍を示唆します．心不全がある場合には頸静脈怒張を認めることがあります．黄疸，くも状血管腫，女性化乳房，手掌紅斑などは肝硬変の可能性を示唆します.

腹部診察では，腹部を十分に露出した状態で視診から始めます．腹部膨隆があるか，非対称な膨隆や腫瘤を認めないか，目に見える蠕動がないかなどに注意を払います．腹部の聴診では腸閉塞による高ピッチの蠕動音や，麻痺性イレウスによる蠕動音消失がないかを調べます．打診では，膨隆が腸管ガスによるものか，液体や腫瘍によるものか判断するのに有効です．ただし，身体診察で検出できる腹水は最小で 1500mL とされるので，打診で濁音を認めなくても腹水の存在を否定することはできません．腹部の触診では肝腫大，脾腫，圧痛の有無，腫瘤の存在などを調べます.

腹部膨隆のある患者で，腹水を最も示唆する所見は波動（陽性尤度比 5.0）と浮腫の存在（陽性尤度比 3.8）と報告されています 表 ．逆に腹水の存在を強く否定する所見は浮腫がないこと（陰性尤度比 0.2）と側腹部濁音のないこと（陰性尤度比 0.3）です.

表 **腹水と身体所見**（McGee S. 第 45 章 腹部の触診法と打診法. In: マクギーの身体診断学, 柴田寿彦 監訳. 東京: エルゼビア・ジャパン. 2004 [2]）

所見	感度（%）	特異度（%）	陽性尤度比	陰性尤度比
◎ 視診				
・側腹部の膨隆	73-93	44-70	1.9	0.4
・浮腫	87	77	3.8	0.2
◎ 触診と打診				
・側腹部の濁音	80-94	29-69	NS	0.3
・移動性濁音	60-87	66-90	2.3	0.4
・波動	50-80	82-92	5.0	0.5

〔I〕消化器に関する症候の診かた，考えかた

3．検査の進め方

腹部膨隆の原因を調べるために，多くは画像検査が必要になります．もちろん，妊娠の可能性がある場合には妊娠反応の確認をします．腸閉塞，麻痺性イレウスを疑う場合には，腹部単純X線検査が有用です．腹部超音波検査は侵襲性が少なく，100mL程度の腹水を検出でき，肝硬変の有無や脾腫の有無を評価できます．悪性腫瘍が疑われ，腹部超音波検査で確定できないときや，さらに精査が必要な場合には腹部CTやMRIを行います．

⊗ 腹水の患者へのアプローチ ⊗

腹腔内に生理的な量（20〜100mL）を超えた体液が貯留した状態をいいます．

1．原因

腹水の原因として最も多いのは肝硬変です．その他の原因として心不全，悪性腫瘍，感染，膵炎，腎疾患（ネフローゼ症候群）などがあります．

2．診断

腹部超音波検査をはじめとする画像検査で腹水の存在を確定したら，その原因を調べます．

診断的腹腔穿刺の部位は，通常左下腹部が選択されます．ただし，その部位近傍に腹壁静脈がある場合や，手術痕がある場合は別の部位を選択します．手術痕付近の腹壁には腸管が癒着している可能性があり，腸管を穿刺するリスクがあるためです．

採取した腹水の外観をまず確認します．腹水の鑑別のためにまず調べる項目は，腹水のアルブミン，総蛋白，細胞数算定と細胞分画，さらに感染が疑われる場合にはグラム染色と培養があります．培養は血液培養のボトルを用いて提出します．また，血清腹水アルブミン較差（serum-ascites

10　腹部膨隆・腹水

図 血清腹水アルブミン較差（SAAG）による腹水の鑑別（Corey KE, et al, Chapter 9 Abdominal swelling ascites. In: Harrison's Gastroenterology and Hpatology 2nd ed.（電子版））

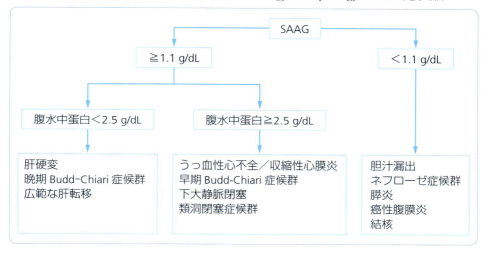

albumin gradient；SAAG）を計算するため，同時に血清アルブミン値を測定します．

　SAAGによる腹水の鑑別診断を **図** に示します．SAAGが1.1g/dL以上の場合には門脈圧亢進による腹水を示唆します．この値は利尿剤投与の影響を受けません．SAAGが1.1g/dL以上の場合，さらに腹水中の総蛋白を測定することにより原因を絞り込むことができます．腹水中の総蛋白が2.5g/dL以上では心臓由来の腹水，類洞閉塞（venoocclusive disease），Budd-Chiari症候群の初期などがあります．腹水中の総蛋白が2.5g/dL未満の場合，肝硬変，晩期のBudd-Chiari症候群，広範囲の肝転移などが考えられます．

　この他に，癌性腹膜炎を疑う場合には腹水の細胞診を，結核性腹膜炎を疑う場合には腹水ADAを提出します．

3. 治療

　肝硬変による腹水の治療の概略は「肝硬変診療ガイドライン2015」にも示されています．肝硬変による腹水の治療は塩分摂取の制限から始めま

〔I〕消化器に関する症候の診かた，考えかた

す．塩分制限のみではコントロールがつかないことが大半であるため，利尿薬を併用します．少～中等量の腹水に対しては，スピロノラクトン（25～100mg/日）を第一選択とし，効果が不十分であるときにはフロセミド（20～80mg）を併用します．不応例や大量腹水には，入院の上，食塩摂取制限（5～7g/日），バゾプレシン V_2 受容体拮抗薬トルバプタン（3.75～7.5mg/日）追加投与，カンレノ酸カリウム＋フロセミド静注などを行います．高度の低アルブミン血症（2.5g/dL 未満）では，アルブミン製剤投与も考慮します．

難治性腹水の治療に関しては，消化器専門医にコンサルトすべきですが，腹水穿刺排液，腹水濾過濃縮再静注法，腹腔-静脈シャント，経頸静脈肝内門脈大循環シャント術（TIPS）が選択肢としてあります．

癌性腹膜炎は塩分摂取制限や利尿薬には反応しません．そのため腹水穿刺排液が治療の主体となります．その他の感染，心不全，腎疾患などによる腹水の治療は，原因疾患の治療が中心となります．

⊗ 治療，専門医へのコンサルトのタイミング ⊗

治療は原因疾患によります．腸閉塞，悪性腫瘍など専門医による診療が必要である場合には早期にコンサルトします．

文献

1) Corey KE, Friedman LS. Chapter 9 Abdominal swelling ascites. In: Longo DL, Fauci AS. editors. Harrison's Gastroenterology and Hpatology 2nd ed.（電子版）
2) McGee S. 第 45 章　腹部の触診法と打診法. In: マクギーの身体診断学，柴田寿彦　監訳. エルゼビア・ジャパン，2004.

消化器の
コモンディジーズ
の診かた，考えかた

1 逆流性食道炎

⊗ 疾患の概念 ⊗

　胃内容の食道への逆流は健常人でもみられる生理的現象です．健常人では1日に何回も胃内容の食道への逆流が認められますが，自覚症状や食道粘膜の傷害はありません．胃食道逆流により胸焼けをはじめとするさまざまな症状が起き，時に食道粘膜の傷害が生じる状態を胃食道逆流症（gastroesophageal reflux disease；GERD）とよびます．

⊗ 病態生理 ⊗

　先に述べたように，食道は時に胃酸の逆流にさらされます．この逆流に対する防御機構は大きく3つがあげられます．そのうち主要な役割を果たすのが下部食道括約筋（lower esophageal sphincter；LES）です．LESは食道の遠位部3〜4cmにわたり存在し，通常は収縮緊張し胃内容の食道への逆流を防ぎます．さまざまな要因がLESに影響を及ぼしますが，その一部を 表 に示します．第2の防御機構は横隔膜脚です．下部食道が横隔膜を貫通する食道裂孔では，通常横隔膜の右脚から延びる筋束が食道を取り巻いています．　この筋束は呼吸により横隔膜が規則的に収縮する際に，同時に収縮して食道裂孔で食道壁を締めるように作用します．咳などで急激に腹圧が上昇する際には，この横隔膜脚による食道の締め付けが逆流防止に有効です．第3の機構はHis角です．これは食道と胃底部が作る鋭角のことで，逆流防止に寄与しています．

　逆流が起きるメカニズムとして一過性LES弛緩（TLESR）があります．これは嚥下と無関係なLESの弛緩で，食道の蠕動を伴いません．嚥下時のLES弛緩よりも持続時間が長く（通常10秒以上），横隔膜脚の弛緩を伴います．その他に嚥下に伴うLES弛緩，低LES圧，食道裂孔ヘルニアなども逆流に関与します．健常人でみられる嚥下時のLES弛緩では逆流を認めませんが，食道裂孔ヘルニアがあると逆流しやすくなります．ま

た，食道は胃酸を含む胃内容物の逆流を取り除く働きをもちます．蠕動により物理的に逆流物を再び胃に送り，さらに唾液や食道腺からの分泌で酸を中和することにより食道を酸の逆流から守ります．これらの因子に何らかの障害をきたすとGERDをきたしやすくなります．

　一方，食道に対する攻撃因子の代表的なものが胃酸です．胃酸単独では軽度の食道粘膜傷害しか起きませんが，ペプシンと一緒に食道へ逆流することにより粘膜傷害は強くなります．また，十二指腸の内容物に含まれる胆汁が食道へ逆流することでもGERDをきたします．さらに胃排泄遅延は逆流を起こしやすくします．

⊗ 疫学，危険因子 ⊗

　GERDに関する31の疫学的研究のシステマティック・レビューによると，東アジアのGERDの有病率は2.5〜7.8％と報告されています[2]．このデータは中国と韓国からの論文のデータに基づきます．同時期の北米におけるGERDの有病率は8.8〜27.8％でした．1995年以降GERDの有病率は増加傾向にあり，特に北米と東アジアでの増加が顕著です．

　GERDの危険因子として，　表　にあげたLES圧を低下させる薬剤や食品に加え，妊娠，肥満，食道運動障害（強皮症など）があります．

⊗ 症状，身体所見 ⊗

　GERDの典型的な症状は胸焼けです．胸焼けは心窩部から胸部中心下部に生じる，焼けるような感覚で，しばしば首，喉，背部へ放散します．

　その他の症状として胃酸の逆流（呑酸）があります．特に食後に起きやすく，背臥位や前かがみで誘発される場合にはGERDを示唆します．嚥下困難も時に認められます．報告では30％以上の患者で嚥下困難が自覚されるとされます[3]．その原因としてSchatzki輪（サイドメモ参照），炎症による狭窄，蠕動異常，バレット腺癌などがあげられます．

　食道外の症状として非心臓性胸痛（non cardiac chest pain），喉頭炎，喘息，嗄声，咽喉頭異常感（globus），慢性咳嗽などがあります．

　身体診察では，喘息発作があれば胸部聴診で喘鳴を聴取しますが，通常

〔Ⅱ〕消化器のコモンディジーズの診かた，考えかた

表 LES 圧に影響を与える物質 (Richter JE, et al. Gastroesophageal reflux disease. In: Feldman M, et al. editors. Sleisenger and Fordtran's Gastrointestinal and Liver Disease 10th ed. Elsevier, Philadelphia, PA; 2016（電子版）[1]）

	LES 圧を上げる	LES 圧を下げる
ホルモン／ペプチド	ガストリン モチリン サブスタンス P	CCK セクレチン ソマトスタチン VIP
神経作用薬	αアドレナリン作動物質 βアドレナリン受容体拮抗薬 コリン作動薬	αアドレナリン受容体拮抗薬 βアドレナリン作動物質 抗コリン薬
食品，栄養素	タンパク質	チョコレート 脂肪 ペパーミント
その他の因子	制酸薬 バクロフェン シサプリド ドンペリドン ヒスタミン メトクロプラミド プロスタグランジン F2α	バルビツール カルシウム受容体拮抗薬 ジアゼパム ドパミン メペリジン モルヒネ プロスタグランジン E2，I2 セロトニン テオフィリン

は異常所見を認めることはありません．

⊗ 合併症 ⊗

GERD による合併症には食道炎に伴う食道狭窄，バレット食道，バレット腺癌があります．

⊗ 診断 ⊗

患者がどのような症状を訴えるかにより，鑑別すべき疾患は変わりますが，アカラシア，Zenker 憩室，胃不全麻痺（gastroparesis），胆石症，消化性潰瘍，機能性ディスペプシア，冠動脈疾患が鑑別疾患としてあげられます．胸痛を訴える患者の診療にあたっては，いうまでもありませんが，

冠動脈疾患など見逃すと致死的となる可能性のある疾患をまず除外することから始めてください.

典型的な胸焼け症状がある場合には症状のみで診断は可能です. 嚥下困難, 嚥下時痛, 体重減少, 消化管出血などのいわゆる警告症状がないときには, まずプロトンポンプ阻害剤（PPI）を投与し反応をみます. 通常1-2週間で症状の改善をみますが, 改善しない場合には上部消化管内視鏡による評価を行います. PPI投与によるプラセボ効果が認められることは確かですが, それにより比較的短期間で症状が軽快する場合には臨床的に大きな問題とはなりません.

内視鏡検査を行う目的は, 食道炎の程度の評価, GERDによる合併症（食道狭窄, バレット食道, バレット腺癌）の有無の確認, その他の疾患との鑑別（薬剤性食道潰瘍, 食道癌, 胃潰瘍など）があります. pHモニタリングで異常がある患者の20〜60％でしか食道炎を認めなかったという報告もあり, 内視鏡検査のGERD診断における感度はすぐれません. 一方, 食道炎を認める場合には特異度が高いといえます. 内視鏡所見から腫瘍, 感染（HSV, CMVなど）, 水疱性皮膚疾患に合併した食道病変などが鑑別疾患として考えられる場合には生検を行います.

典型的な症状があるにもかかわらずPPIで症状が改善しない場合や非典型的症状の場合, pHモニタリングを考慮します. 残念ながら, 日本では限られた施設でしか行うことができません. 最近は, 同時にインピーダンスの測定を行うことで胆汁など胃酸以外の逆流によるGERDの診断もできるようになりました. 機能性消化管障害の一つに含まれる機能性胸焼けは, 逆流が関与しない胸焼けのことですが, 内視鏡的に食道炎のない

● サイドメモ ●

Schatzki 輪

Schatzki 輪は通常, 食道裂孔から3〜5cm口側の下部食道にほぼ対称的な切れ込みを形成する輪状の薄い隔膜をいいます. 肉などをよく咀嚼しないで飲み込むと, 食物塊がこの輪に引っかかることから, ステーキハウス症候群の原因となります.

〔Ⅱ〕消化器のコモンディジーズの診かた，考えかた

GERD（いわゆる NERD）と機能性胸焼けの鑑別には 24 時間食道内イン
ピーダンス・pH モニタリング検査が必要となります．PPI 投与で症状の
改善がなく，症状の程度が強い場合には，これらの精密検査を念頭に専門
施設へ紹介することを考慮すべきでしょう．

⊗ 治療，フォローアップ ⊗

非薬物治療として生活習慣の改善があります．LES 圧を下げる食事（脂
肪分の多い食事，アルコール，ミント，カフェインなど）を避ける，食後
2～3 時間は横にならない，肥満のある人は減量するなどが含まれます．

薬物治療の中心は胃酸分泌抑制です．逆流自体は改善しませんが，胃酸
分泌を抑制することにより胸焼けなどの症状を改善します．PPI は H_2RA
と比較してより効果的です．Cochrane review でも食道炎の治癒において
PPI が H_2RA より有効であることが示されています[4]．一方，消化管運動
改善薬の GERD に対する効果はそれほど大きくありません．ただし，胃
不全麻痺を伴う患者では有効とされます．

治療中止後 6 カ月以内の再発率は重症の食道炎では 80％以上，軽症で
は 15～30％と報告されています．維持療法の有効性についても PPI が
H_2RA と比較して優位です．PPI の長期投与の副作用（骨粗鬆症，肺炎，
CDAI，CKD など）の問題もあり，重度の食道炎があり狭窄のリスクが
ある人や逆流症状が強く PPI で症状のコントロールができている人以外
では漫然と酸抑制剤を投与するのは控えるべきです．

文献

1) Richter JE, Friedenberg FK. Gastroesophageal reflux disease. In: Feldman M, Friedman LS, Brandt LJ, editors. Sleisenger and Fordtran's Gastrointestinal and Liver Disease 10th ed. Elsevier, Philadelphia, PA. 2016（電子版）

2) El-Serag HB, Sweet S, Winchester CC, et al. Update on the epidemiology of gastro-oesophageal reflux disease: a systematic review. Gut. 2014; 63: 871-80.

3) Jacob P, Kahrilas PJ, Vanagunos A. Peristaltic dysfunction associated with

nonobstructive dysphagia in reflux disease. Dig Dis Sci. 1990; 35: 939-42.

4) Khan M, Santana J, Donnellan C, et al, Medical treatments in the short term management of reflux oesophagitis. Cochrane Database Syst Rev. 2007: CD003244.

2 消化性潰瘍

⊗ 疾患の概念 ⊗

　胃潰瘍と十二指腸潰瘍は，胃酸とペプシンの強力な消化作用により胃または十二指腸壁の粘膜筋板より深い組織欠損をきたす疾患です．組織欠損が粘膜にとどまるものはびらんとよばれます．良性疾患ですが，時に出血，穿孔，狭窄といった合併症をきたすことがあります．

⊗ 原因 ⊗

　まず正常な胃酸分泌のメカニズムを簡単に説明します．胃酸は胃体部腺の壁細胞から分泌されます．迷走神経終末からのアセチルコリン，幽門腺のG細胞からのガストリン，胃体部腺のECL細胞からのヒスタミンにより胃酸分泌が刺激されます．ガストリンは血流を介して，ヒスタミンは傍分泌の経路で，それぞれ壁細胞を刺激します．壁細胞から分泌された胃酸は，幽門腺のD細胞からソマトスタチン分泌を刺激します．ソマトスタチンはG細胞に作用してガストリン分泌を抑制するとともに，壁細胞とECL細胞にも抑制的に作用します 図 ．

　H.pylori（HP）感染とNSAIDsは消化性潰瘍発症の二大危険因子です．HPは感染初期では胃の前庭部に定着します．HP感染による前庭部胃炎はD細胞からのソマトスタチンを減少させ，その結果ガストリン分泌が亢進し酸分泌亢進状態となります．過酸状態から防御するため，十二指腸球部には胃上皮化生粘膜が生じ，ここに胃から流出してきたHPが定着し，十二指腸炎や十二指腸潰瘍を引き起こします．一方，HP感染がさらに進むと胃体部優位の胃炎となります．サイトカインによる酸分泌抑制作用と胃底腺領域の粘膜萎縮により低酸状態となります．萎縮性胃炎で脆弱化した粘膜に胃潰瘍が生じます．

　一方，NSAIDsはアラキドン酸の代謝過程であるシクロオキシゲナーゼ1（COX-1）を阻害します．COX-1は胃粘膜保護作用があり，これが阻

2 消化性潰瘍

図　細胞レベルでの胃酸分泌の制御（Valle JD. Peptic ulcer disease and related disorders. In: Longo DL, et al, editors. Harrison's Gastroenterology and Hepatology. 2nd ed. McGraw Hill; 2013（電子版）[1]）

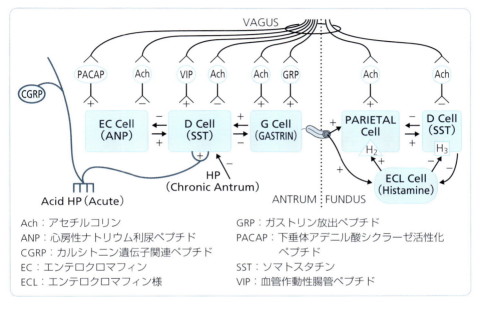

Ach：アセチルコリン
ANP：心房性ナトリウム利尿ペプチド
CGRP：カルシトニン遺伝子関連ペプチド
EC：エンテロクロマフィン
ECL：エンテロクロマフィン様
GRP：ガストリン放出ペプチド
PACAP：下垂体アデニル酸シクラーゼ活性化ペプチド
SST：ソマトスタチン
VIP：血管作動性腸管ペプチド

害されるため潰瘍が形成されます．

⊗ 疫学，危険因子 ⊗

　胃潰瘍の好発年齢は40～60歳代の中高年齢層であり，十二指腸潰瘍は10～20歳代の若年者に多くみられます．男女比では男性に多い疾患です．
　先述したように危険因子はHP感染とNSAIDsです．日本人の約3分の1がHPに感染していますが，胃十二指腸潰瘍の発症はHP感染者の2～3％です．NSAIDs潰瘍のリスク因子には出血性潰瘍既往歴，消化性潰瘍既往歴，高用量NSAIDsやNSAIDsの併用者，抗凝固薬・抗血小板薬や糖質ステロイド，ビスホスホネートの併用者，高齢者，重篤な合併症を有するものがあります[2]．NSAIDsに関しては，経口投与のみならず，坐薬でも経口投与と同程度の潰瘍発生のリスクがあることに注意が必要です．

〔II〕消化器のコモンディジーズの診かた，考えかた

⊗ 臨床徴候 ⊗

1. 病歴

　最も多い症状は上腹部に限局する痛みまたは不快感です．胃潰瘍では食後に痛みを認めることが多いのに対して，十二指腸潰瘍では空腹時や夜間に疼痛が出現することが多いとされます．ただし，すべての症例でこのパターンをとるわけではないので，あくまでも参考程度にとどめます．上腹部痛をきたす疾患は非常に多く，症状のみから消化性潰瘍の診断を下すことは困難ですが，その他の疾患との鑑別と危険因子の有無を確認するために病歴の聴取は大切です．

　高齢者とNSAIDsによる潰瘍では無症状のことも多く，吐下血や貧血による息切れ，ふらつきを主訴に受診することも少なくなく注意を要します．市販薬を含めて，NSAIDsの服用をしていないかを必ず確認します．

2. 身体所見

　消化性潰瘍に特異的な身体所見はありません．消化性潰瘍の患者で頻度の高い身体所見に心窩部の圧痛があります．消化性潰瘍の穿孔を起こしている場合には，圧痛の程度が強く，腹壁は固く，反跳痛を認めます．穿孔の合併症を起こしている場合には，腹痛の突然発症あるいは突然の増悪があり，病歴からもそれが疑われます．その他の腹部所見として，幽門部の狭窄をきたしている時に胃振盪音を聴取することがあります．蒼白な眼瞼結膜は貧血を示唆します．また，血圧と脈拍の起立性変化は消化管出血あるいは嘔吐による脱水を示唆します．貧血や起立性低血圧の所見があり，消化管出血が疑われる場合には，直腸診を行い，黒色便がないかを確認します．

3. 検査所見

　消化管出血がある時には，血液検査で貧血やBUN/Cr比の上昇を認めるかもしれません．ただし，血液検査で消化性潰瘍を診断することはできません．潰瘍の診断のためには，上部消化管内視鏡検査が第一選択となり

ます．また，病歴や身体所見からその他の疾患が疑われる場合には，疑う疾患に応じて行う検査を取捨選択します．例えば，胆石発作が疑われる場合には，腹部超音波検査を行います．

⊗ 診断 ⊗

　診断のための検査の第一選択は上部消化管内視鏡検査（EGD）です．消化管出血が疑われる場合には内視鏡検査による診断と同時に内視鏡的止血術を行う可能性があります．消化管出血がある場合には，Glasgow-Blatchford スコアなどを用いて，重症度を把握するとともに，早めに消化器専門医にコンサルトします（I-6消化管出血参照）．

　上腹部痛を訴えて受診する患者の多くで機能性ディスペプシアを認めます．鑑別のためにはEGDが必要ですが，すぐに内視鏡検査を行える環境にない場合も少なくないでしょう．50歳以上で新しく始まった上腹部痛，意図しない体重減少，鉄欠乏性貧血や黒色便など消化管出血の疑い，腹部腫瘤，左鎖骨上窩リンパ節腫大，持続する嘔吐，進行性の嚥下障害，胃癌

●サイドメモ●

PPI の至適投与タイミングは？

　PPI は活性化した壁細胞でのみ作用します．食事をしない時には，活性化した壁細胞は 5％しかありません．この時に PPI を投与しても作用を発現できません．食後に活性化される壁細胞は 60～70％に増えます．このタイミングであれば，PPI の効果を最大限発揮できます．PPI は酸に不安定であるため，コーティングされた腸溶剤となっています．内服後に小腸から吸収されたプロドラッグの PPI は，血流を通して壁細胞内でスルフェンアミド型に変換されプロトンポンプの作用を阻害します．薬剤が吸収された時に壁細胞が活性化されている必要があるため，PPI 内服の至適タイミングは食前30 分から 60 分です．PPI の効果が最大に達するまでには数日を要します．これは 1 回の食事ですべての壁細胞が活性化されるわけではないからです．そのため PPI がすべての壁細胞に作用するには数日を要するのです．したがって逆流性食道炎による胸焼けに対して PPI を投与しても即効性はありません．

〔Ⅱ〕消化器のコモンディジーズの診かた，考えかた

の家族歴などの警告徴候がある場合には，EGD を含めた精査をできるだけ早くに行います．このような警告徴候がない若い患者では，4 週間を目処に対症療法を行い，症状が改善しない，あるいは再燃する場合には精査を行います（Ⅱ-3 機能性ディスペプシア参照）．

⊗ 治療，フォローアップ ⊗

消化性潰瘍の薬物治療は H_2 受容体拮抗薬（H_2RA）またはプロトンポンプ阻害薬（PPI）による酸分泌抑制に加えて，HP 除菌または NSAIDs が原因の場合には同剤の中止を考慮します．NSAIDs の投与が中止できない場合には，PPI またはプロスタグランジン製剤の投与を行います．NSAIDs も，可能であれば COX-2 選択阻害薬への変更を考慮します．

HP 除菌を行うタイミングについては，胃潰瘍，十二指腸潰瘍ともに，HP 除菌は潰瘍の治癒を促進するので，診断後すぐに除菌を行うべきです．除菌後は潰瘍治療を決められた期間追加します．もし，除菌を先行しないで PPI による潰瘍治療を開始した場合でも，PPI 投与が HP 除菌率を低下させることはないため，潰瘍治療の終了を待つのではなく，速やかに除菌をするべきです．

文献

1）Valle JD. Peptic ulcer disease and related disorders. In: Longo DL, Fauci AS. editors. Harrison's Gastroenterology and Hepatology. 2nd ed. McGraw Hill; 2013（電子版）

2）日本消化器病学会．消化性潰瘍診療ガイドライン 2015，改訂第 2 版．東京：南江堂；2015．

3 機能性ディスペプシア

⊗ 疾患の概念 ⊗

ディスペプシア（dyspepsia）はギリシャ語に由来する単語で「消化不良」を意味します．現在，ディスペプシアという用語は上腹部を中心とする疼痛または不快感を指します．機能性ディスペプシア（functional dyspepsia；FD）とは，明らかな器質的疾患がないにも関わらず，ディスペプシア症状を訴える疾患をいいます．

2016年に発表されたRome IVではFDの診断基準を表のように定めています 表 ．Rome IIIから改定され，診断基準にあげられた症状にすべて「わずらわしい（bothersome）」という形容詞が付け加えられました．これは日常生活に影響をきたす程度の症状を指します．

Rome IIIあるいはIVでは診断基準に，症状が6カ月以上前からあることが含まれますが，わが国では医療機関へのアクセスが良好であり，症状発現からそれほど経たないうちに受診する場合が多いと考えられます．そのような理由から，日本消化器病学会から出された診療ガイドライン2014では，FDを「症状の原因となる器質的，全身性，代謝性疾患がないにもかかわらず，慢性的に心窩部痛や胃もたれなどの心窩部を中心とする腹部症状を呈する疾患」と定義しています．病悩期間を「慢性的」とした点がRome IVと異なります．

⊗ 病態生理 ⊗

FDは単一の疾患ではなく症候群である可能性が高いです．その病因は明らかでありませんが，いくつかの病態が提唱されています．

胃排出能とFDとの関連についての研究がいくつかあります．FD患者における胃排出遅延は20～50％と報告されています[1]．Quarteroらのメタ解析ではFD患者の40％近くで固形物の胃排出遅延を認めたと報告されています[2]．胃排出遅延のある患者が食後の胃もたれ感，嘔気，嘔吐を

〔Ⅱ〕消化器のコモンディジーズの診かた，考えかた

表 機能性ディスペプシアの診断基準（Rome Ⅳ）（Gastroenterology. 2016; 150: 1380-92）

B1 機能性ディスペプシア

診断基準

1. 以下のひとつ以上がある：
    a. わずらわしい食後の胃もたれ感
    b. わずらわしい早期飽満感
    c. わずらわしい心窩部痛
    d. わずらわしい心窩部灼熱感

かつ

2. 症状を説明できる器質的疾患が存在しない

    B1a. 食後愁訴症候群（PDS）かつ/または B1b. 心窩部痛症候群（EPS）の診断基準をみたすこと

    少なくとも 6 カ月以上前から症状があり，最近 3 カ月間は症状が続いている

B1a. 食後愁訴症候群（PDS）

診断基準

以下のうち一方または両方の症状が少なくとも週 3 日あること：

1. わずらわしい食後の胃もたれ感（通常の行動に影響を与える程度の症状の強さ）
2. わずらわしい早期飽満感（通常量の食事を食べきれない程度の症状の強さ）

通常行われる検査（上部消化管内視鏡検査を含む）で症状を説明できる器質的，全身的，あるいは代謝的疾患が存在しないこと

少なくとも 6 カ月以上前から症状があり，最近 3 カ月間は症状が続いている

備考

・食後の心窩部痛または灼熱感，心窩部の膨満感，過剰なげっぷ，嘔気を伴うことがある
・嘔吐がある場合には他の疾患を考えるべきである
・胸焼けはディスペプシアの症状ではないが，しばしば併存する
・排便や放屁によって改善する症状は，一般的にディスペプシア症状の一部と考えるべきではない

その他の個別の消化器症状やいくつかの症状（例：GERD や IBS による症状）が PDS と併存することがある

B1b. 心窩部痛症候群（EPS）

診断基準

以下のうちひとつ以上の症状が少なくとも週に 1 日以上あること：

1. わずらわしい心窩部痛（通常の行動に影響を与える程度の症状の強さ）
    かつ/または
2. わずらわしい心窩部灼熱（通常の行動に影響を与える程度の症状の強さ）

通常行われる検査（上部消化管内視鏡検査を含む）で症状を説明できる器質的，全

3 機能性ディスペプシア

身的，あるいは代謝的疾患が存在しないこと

少なくとも 6 カ月以上前から症状があり，最近 3 カ月間は症状が続いている

備考

1. 疼痛は食事摂取により誘発される，食事摂取で軽快する，または空腹時に生じることがある
2. 食後の胃もたれ感，げっぷ，嘔気が存在することがある
3. 持続する嘔吐は他の疾患を示唆する
4. 胸焼けはディスペプシア症状ではないが，しばしば併存する
5. 疼痛は胆道由来の疼痛の基準を満たさないこと
6. 排便や放屁によって改善する症状は，一般的にディスペプシア症状の一部と考えるべきではない

その他の個別の消化器症状やいくつかの症状（例：GERD や IBS による症状）がPDS と併存することがある

訴える傾向があることを示す研究がある一方で，胃排出遅延とディスペプシア症状との関連性は弱いもしくは認めないという結論の研究もあり，一定の結論を認めていません．

食道から胃内に食物が流入すると，いったん食物は胃底部に蓄えられ，貯留・攪拌された後，前庭部から十二指腸へ排出されます．食物が胃内に入ることで胃底部が膨らみ，食物をいったん貯留する働きを適応性弛緩反応（adaptive relaxation）といいます．適応性弛緩反応の障害と早期飽満感や体重減少との関連はいくつかの研究で報告されている一方で，両者の関係はないとする報告もあります．

FD 患者の一部に胃伸展刺激に対して知覚過敏状態を認めることが報告されています．また，FD 患者において酸や脂肪などの化学的刺激に対する知覚過敏の存在も報告されています．胃の知覚過敏は食後の痛み，げっぷ，体重減少などの症状に関連していることが報告されています．

その他 *H.pylori* 感染，十二指腸の微小炎症・粘膜透過性亢進，精神心理的因子など複数の因子が FD 発症に関連していると考えられています．

⊗ 疫学 ⊗

日本消化器病学会の診療ガイドライン 2014 によると，わが国の FD 有

〔Ⅱ〕消化器のコモンディジーズの診かた，考えかた

病率は検診受診者の 11～17％，上腹部症状を訴えて病院を受診した患者
の 45～53％とされます．用いた FD の基準により多少数字にばらつきが
あります．

⊗ 症状，身体所見 ⊗

　診断基準にあるように，食後の胃もたれ感，早期飽満感，心窩部痛，心
窩部灼熱感のいずれかあるいはこれらを組み合わせた症状が本疾患の主症
状となります．器質的疾患，全身性，代謝性疾患による症状でないことが
前提となるので，身体所見では有意な異常所見を認めません．

⊗ 診断 ⊗

　日本消化器病学会の FD に関する診療ガイドライン 2014 から診断と治
療のフローチャートを 図 1 に示します．
　FD の診断には，ディスペプシア症状をきたす器質的疾患，内分泌・代
謝疾患の除外が必要になります．通常，血液検査と上部内視鏡検査を行い
ますが，症状によってはそれ以外の検査も必要になります．ただし，すべ
ての医療機関で内視鏡検査を行うことができるわけでないため，治療を先
行させる場合もあります．以下のような警告徴候がある場合には，まず内
視鏡検査で器質的疾患を除外することが勧められています．診療ガイドラ
インでは警告徴候として原因が特定できない体重減少，再発性の嘔吐，出
血徴候，嚥下困難，高齢者をあげています．その他に，腹部腫瘤，発熱，
胃癌の家族歴，40～50 歳以上の年齢に初発するディスペプシアなども警
告徴候としてあげられます．
　ただちに内視鏡検査を行わない場合には，4 週間を目処として薬物治療
を行いますが，症状が変わらないときや再燃する場合には内視鏡による評
価を行います．

⊗ 治療 ⊗

　FD 治療において良好な患者-医師関係の構築，生活指導や食事療法は
大切です．食事に関する教育の有効性に関しては系統的に研究されていま

3 機能性ディスペプシア

図1 機能性ディスペプシアの診断と治療（日本消化器病学会．機能性消化管疾患ガイドライン 2014―機能性ディスペプシア（FD），ページ xviii, 2014 年，南江堂より許諾を得て転載）

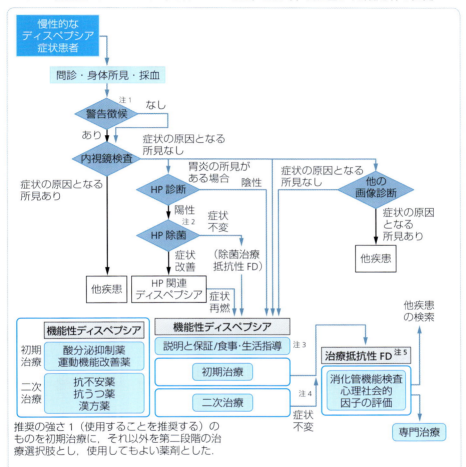

注1：警告徴候とは以下の症状をいう．
○原因が特定できない体重減少
○再発性の嘔吐
○出血徴候
○嚥下困難
○高齢者
　また NSAIDs，低用量アスピリンの使用者は機能性ディスペプシア患者には含めない．
注2：*H. pylori* 除菌効果の判定時期については十分なコンセンサスは得られていない．
注3：説明と保証
　　患者に機能性ディスペプシアが，上部消化管の機能的変調によって起こっている病態であり，生命予後に影響する病態の可能性が低いことを説明する．主治医が患者の愁訴を医学的対応が必要な病態として受け止めたこと，愁訴に対して治療方針が立てられることを説明することで，患者との適切な治療的関係を構築する．内視鏡検査前の状態にあっては，器質的疾患の確実な除外には内視鏡検査が必要であることを説明する．

〔Ⅱ〕消化器のコモンディジーズの診かた，考えかた

注4： *H. pylori* 未検のとき
　　　H. pylori 診断へ戻る
注5： *H. pylori* 除菌治療，初期・二次治療で効果がなかった患者をいう．
注6： 心療内科的治療（自律訓練法，認知行動療法，催眠療法など）などが含まれる．
注7： *H. pylori* 除菌治療を施行したあと，6〜12 カ月経過しても症状が消失または改善している
　　　場合は HP 関連ディスペプシア（*H. pylori* associated dyspepsia）という．

せんが，一般に一度に多くの量を食べることを避ける，高脂肪食を避け
る，コーヒー，アルコール，喫煙を避けるなどの指導が行われます．

FD に対する薬物治療の第一選択は酸分泌抑制薬と消化管運動機能改善
薬です．残念ながら薬物治療の効果は決して高くありません．薬剤の選択
にあたっては，優勢な症状を考慮します．すなわち，心窩部痛や心窩部灼
熱感が主体の EPS では PPI や H_2RA といった酸分泌抑制薬が，胃もたれ，
早期飽満感が主体の PDS では消化管運動機能改善薬が用いられます．た
だし，わが国ではアコチアミド以外は FD に対する保険適用はありませ
ん．

FD 患者における HP 除菌の有効性は小さいながら認められます．NNT
は 14 人と報告されています．

これらの治療で症状の改善を認めない場合，抗うつ・抗不安薬，漢方薬
などが二次治療薬として位置づけられています．これらの薬剤にも反応し
ない治療抵抗性 FD に対しては，自律訓練法，認知行動療法，催眠療法な
どが行われることがあります．

薬物療法の期間に関して，日本消化器病学会の診療ガイドライン 2014
では症状消失後に薬剤を中止することを提案しています．FD は再燃する
ことが多い疾患ですが，症状が消失したら薬物療法を中止する，もしくは
オンデマンド療法とするのが現実的だと考えられます．

アジアのコンセンサス・レポートの機能性ディスペプシア治療アルゴリ
ズムを 図2 に示します．

⊗ 専門医へのコンサルテーション ⊗

内視鏡検査を行うことができない場合で，警告徴候を認める場合には漫
然と薬物療法を行わず，速やかに消化器専門医へ紹介します．また，治療
抵抗性 FD の場合，心療内科的アプローチに長けた専門家にコンサルトす

3 機能性ディスペプシア

図2 機能性ディスペプシアの治療アルゴリズム (Miwa H, et al, J Gastroenterol Hepatol. 2012; 27: 626-41[3])

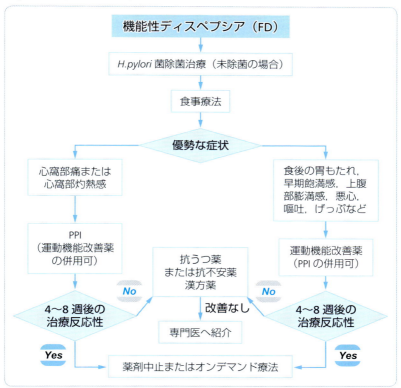

るのも一法です．

文献

1) Tack J. Dyspepsia. In: Feldman M, Friedman LS, Brandt LJ. editors. Sleisenger and Fordtran's Gastrointestinal and Liver Disease. 10th ed. Saunders; 2016 (電子版).
2) Quartero AO, de Wit NJ, Lodder AC, et al, Disturbed solid-phase gastric emptying in functional dyspepsia: A meta-analysis. Dig Dis Sci. 1998; 43: 2028-33.
3) Miwa H, Ghoshal UC, Fock KM, et al, Asian consensus report on functional dyspepsia. J Gastroenterol Hepatol. 2012; 27: 626-41.

4 胆石症・急性胆嚢炎・急性胆管炎

🔵 胆嚢結石症

⊗ 疾患の概念 ⊗

　胆石とは胆汁成分から生成された結石で，それが胆道に存在することにより引き起こされる病態を胆石症といいます．胆石症は，胆石の存在する部位により胆嚢結石症，総胆管結石症，肝内結石症に分類されます．本項では胆嚢結石について概説します．

⊗ 病態生理 ⊗

　胆石は，成分に基づいてコレステロール胆石，色素胆石（ビリルビンカルシウム石と黒色石），まれな胆石に分類されます 表1 ．

　胆石の形成因子は胆石の種類により異なります．その形成機序は，胆石主要構成成分の胆汁における過剰排泄，それに伴う結晶化による析出，さ

表1　胆石の種類と頻度（谷村　弘，他．胆道．1997; 11: 133-40）

種類	頻度（%）
コレステロール胆石	59.4
純コレステロール石	13.2
混成石	17.8
混合石	28.4
色素胆石	38.5
黒色石	19.6
ビリルビンカルシウム石	18.9
まれな胆石	2.1
炭酸カルシウム石	0.8
脂肪酸カルシウム石	0.2
他の混成石	0.7
その他の胆石	0.4

4 胆石症・急性胆嚢炎・急性胆管炎

らに胆道系における結晶の迅速な成長からなります.

　コレステロール胆石の成因は，古典的には，胆汁中コレステロールの過飽和，結晶化，胆嚢収縮能の低下の3つが成因と考えられています[2]. 最近の知見では，コレステロール胆石への細菌感染の関与，遺伝子異常などの遺伝的背景の関与が示唆されています.

　同じく胆嚢内に形成される色素胆石である黒色石は，溶血性貧血，肝硬変症，心臓弁置換後などビリルビン負荷が病態に関与しており，過剰に胆汁中に放出されたビリルビンのポリマーが胆嚢収縮機能低下などと連動して形成されると推測されています.

　ビリルビンカルシウム石の成因は，細菌感染による不溶性ビリルビンカルシウム析出が関与していると考えられています. 通常，胆汁中のビリルビンの大部分はグルクロン酸抱合を受けたビリルビングルクロナイドとして存在しています. この抱合型ビリルビンを非抱合型ビリルビンに加水分解する酵素がβ-グルクロニダーゼです. 大腸菌をはじめ多くの細菌がβ-グルクロニダーゼ活性を有し，この酵素がビリルビングルクロナイドをビリルビンとグルクロン酸に加水分解します. 非抱合型ビリルビンは胆汁中のカルシウムと結合しビリルビンカルシウムとなります. ビリルビンカルシウムは胆汁に不溶性で，胆汁中に豊富に存在する酸性ムチンの架橋作用と胆汁うっ滞が関与してビリルビンカルシウム石が形成されます. ビリルビンカルシウム石は胆管結石の多くを占めます.

⊗ 疫学，危険因子 ⊗

　わが国における胆石保有率は5%程度と推測されています[2]. わが国における胆石全体の保有者は，厚生労働省「国民基礎調査」に基づく推計総患者数より，平成2年度までは増加しています. 胆石に関する全国的な疫学調査は最近行われていませんが，2013年に日本胆道学会が行った調査結果も参考にすると，胆石全体の保有率は増加していると推測され，胆嚢結石，胆管結石では男女比が逆転し全体でも男性が多くなっています.

　コレステロール胆石形成に関連する危険因子として，5F［Forty（40歳代），Female（女性），Fatty（肥満），Fair（白人），Fertile（多産）］，脂

〔Ⅱ〕消化器のコモンディジーズの診かた，考えかた

質異常症，食生活習慣，急激なダイエット，胆嚢機能低下，腸管機能低下
があります．ただし，先述したように疫学データでは男性の胆石保有者が
増えています．

⊗ 症状，身体所見 ⊗

　胆嚢結石保有者の多くは無症候性に経過し，症状出現率は年率1～6％
です．胆石発作の典型的な症状に心窩部～右上腹部痛があります．しばし
ば「胆道疝痛」とよばれますが，このよび方は不適切です．疝痛は消化管
や尿管など管状の臓器に閉塞をきたした際に，閉塞より中枢側が強く収縮
することによって生じる痛みです．胆石発作は胆嚢結石により胆嚢管が閉
塞されることにより生じますが，胆嚢の筋層は消化管や尿管のように発達
しておらず，周期的な疼痛をきたしません．痛みは徐々に増強し30分程
度でプラトーに達し，最長5～6時間持続し，閉塞が解除されると痛みは
軽快します．この痛みが5～6時間を超えて続く時には胆嚢炎の合併を疑
うべきです．

　胆石発作の典型例では，脂肪を多く含む食事の1～2時間後に出現する
ことが多く，しばしば，右肩から右肩甲骨への放散痛を伴います．

　その他の症状として悪心，嘔吐があり，胆嚢炎を合併すると発熱を伴い
ます．

　身体所見ではMurphy徴候が有名です．これは右季肋下を圧迫した状
態で，患者に深吸気をさせると疼痛のため呼吸がとまる徴候です．

⊗ 診断 ⊗

　胆嚢結石による症状が疑われた場合，診断のためにまず行うべき検査は
腹部超音波検査です．血液検査で胆嚢結石に特有の異常を認めることは少
ないです．結石が総胆管に落下した場合にはALP，γGTP，総ビリルビ
ンの上昇を認めることがあります．

⊗ 治療，フォローアップ ⊗

　胆嚢結石症の治療に関するフローチャートを 図 に示します．

4 胆石症・急性胆嚢炎・急性胆管炎

図　胆嚢結石症の治療（日本消化器病学会. 胆石症診療ガイドライン 2016　改訂第2版. ページ xviii, 2016 年, 南江堂より許諾を得て転載）

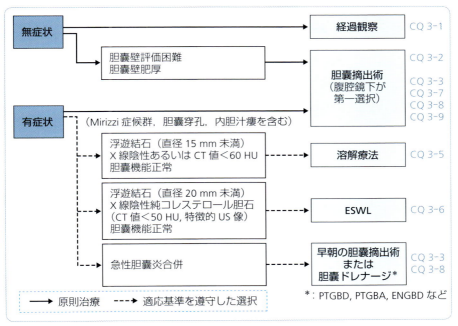

*図中の「CQ 0-0」は，ガイドラインの該当項目を指す.

　無症状胆嚢結石の手術適応については，胆嚢壁が腹部超音波検査で十分に評価できる症例では治療を行う必要はなく，経過観察で良いとされます．これは，無症状胆嚢結石の大半が良性の自然経過をたどることによります．無症状胆嚢結石のうち，年に 0.3％で急性胆嚢炎が，0.2％で閉塞性黄疸が，0.04％から 1.5％で急性膵炎が起きると報告されています[2]．無症状胆嚢結石のうち，充満結石例，胆嚢造影陰性例，癌の疑いのある壁肥厚例などは，患者と相談した上で手術を検討することが望ましいとされます．

　一方，一度症状をきたした場合，再度胆石発作を起こす確率は年に 50％に達すると報告されています[3]．有症状の胆石では，胆道合併症のリスクも高いため，胆嚢摘出術の適応となります．

〔Ⅱ〕消化器のコモンディジーズの診かた，考えかた

● 急性胆嚢炎

⊗ 疾患の概念 ⊗

急性発症の胆嚢壁の炎症を急性胆嚢炎とよび，その多くは胆嚢結石に合併して起きます．胆嚢結石に合併しない胆嚢炎は無石胆嚢炎とよばれ，通常は集中治療室に入院しているような重症の患者でみられます．

⊗ 病態生理 ⊗

胆嚢結石に合併した急性胆嚢炎は胆石が胆嚢管に嵌頓し閉塞をきたすことによって発生します．胆嚢粘膜内のホスホリパーゼ A_2 の活性化とプロスタグランジンにより炎症が惹起されます．急性胆嚢炎の初期には胆嚢胆汁の細菌感染の頻度は少なく，細菌感染は二次的なものと考えられます．

⊗ 症状，身体所見 ⊗

右上腹部を中心とする疼痛，発熱を認めます．胆石に伴う腹痛は「胆道疝痛」とよばれますが，波のある痛みではなく，発症から30分ほどでピークに達してその後プラトーとなる痛みで「疝痛」というのは誤ったよび方です．胆石発作の場合，疼痛は5～6時間で軽快しますが，それを超えて疼痛が持続する場合には胆嚢炎を考えるべきです．

よく知られる身体所見にMurphy徴候があります．これは診察する医師の手を患者の右季肋下に置いた状態で，患者に深吸気をさせると痛みのために途中で呼吸を止めてしまう症候です．Murphy徴候の特異度は79～96％と高いのですが感度は50～60％と低く，単独では診断基準となりえません．

⊗ 診断 ⊗

急性胆嚢炎のほとんどは，胆嚢結石に合併します．胆嚢結石のある患者が，右上腹部痛および同部の圧痛を認め，Murphy徴候，発熱，血液検査上の炎症所見を示す場合には急性胆嚢炎を強く疑います．診断確定のため

> **表2　TG13 急性胆嚢炎診断基準**（Yokoe M, et al. J Hepatobiliary Pancreat Sci. 2012; 19: 578-85[4]）
>
> A　局所臨床徴候
> （1）Murphy's sign　（2）右上腹部の腫瘤触知・自発痛・圧痛
> B　全身の炎症所見
> （1）発熱　（2）CRP の上昇　（3）白血球数の上昇
> C　急性胆嚢炎の特徴的画像検査所見
> 確診： A のいずれか＋B のいずれか＋C のいずれかを認めるもの
> 疑診： A のいずれか＋B のいずれかを認めるもの
>
> ※ただし，急性肝炎や他の急性腹症，慢性胆嚢炎が除外できるものとする

には腹部超音波検査または腹部 CT を行い，胆石の胆嚢管への嵌頓，胆嚢腫大，胆嚢壁の肥厚などの所見を認めれば急性胆嚢炎と診断できます．

　集中治療室の患者など重症患者でみられる無石胆嚢炎の場合は診断が遅れることがあります．腹痛，発熱などの症状をきたしますが，意識不明の患者では原因不明の発熱，炎症所見のみが診断の手がかりとなるため，診断が遅れることも少なくありません．

　Tokyo Guidelines 2013 に示される急性胆嚢炎の診断基準を **表2** に示します．

　急性胆嚢炎の 1〜1.5％で胆嚢癌の合併が認められるため画像診断は必須です．

⊗ 治療，フォローアップ ⊗

　全身状態が良好な症例では早期胆嚢摘出が治療の第一選択となります[5]．患者の状態が良好ではない場合，胆嚢ドレナージを施行し，待機的に胆嚢摘出術を施行します．

〔Ⅱ〕消化器のコモンディジーズの診かた，考えかた

● 急性胆管炎

⊗ 疾患の概念 ⊗

　何らかの原因で胆管閉塞をきたして胆汁の通過障害が起こり，うっ滞した胆汁中で細菌が異常増殖し，同時に胆管内圧の上昇に伴い細菌またはエンドトキシンが血流内に逆流することにより引き起こされる感染症です．

⊗ 病態生理 ⊗

　急性胆管炎の発症には胆汁うっ滞と胆汁感染の2つの要素が必要になります．胆管が結石，腫瘍などにより閉塞した胆管内に細菌増殖をきたし，胆道内圧上昇により胆汁内の細菌，エンドトキシンが血中・リンパ流中へ移行することにより敗血症などの重篤な感染症に移行します[6]．

　胆管閉塞の原因として最も多いものが総胆管結石です．そのほかに胆道腫瘍，膵癌，転移リンパ節などによる胆管閉塞，原発性硬化性胆管炎，胆道術後の狭窄，胆道ドレナージステントの閉塞などがあります．

　起因菌としては，*E.coli*，*Klebsiella*，*Enterococcus*，*Enterobacter* などの好気性菌が高頻度に分離されます．重症例では *Clostridium*，*Bacteroides* などの嫌気性菌が複合感染としてしばしば分離されます．

⊗ 症状，身体所見 ⊗

　急性胆管炎の症状としては，発熱，悪寒，右上腹部痛，黄疸，嘔気・嘔吐，意識障害などがあります．Charcot の3徴には発熱，腹痛，黄疸がありますが，特異度では比較的すぐれているものの，3徴をすべて満たすのは50〜70％程度であり，感度の点で限界があります[7]．Charcot の3徴に意識障害とショックを加えた5徴を Reynolds の5徴と呼びます．

⊗ 診断 ⊗

　日本消化器病学会の急性胆管炎・胆嚢炎診療ガイドライン 2013 は急性胆管炎の診断基準 表3 と重症度判定基準を定めています 表4 ．先述

100

JCOPY 498-14046

4　胆石症・急性胆嚢炎・急性胆管炎

表3　**急性胆管炎の診断基準**（急性胆管炎・胆嚢炎診療ガイドライン改訂出版委員会，編．急性胆管炎・胆嚢炎診療ガイドライン 2013．東京：医学図書出版；2013[6]）

A. 全身の炎症所見
　　A-1．発熱（悪寒戦慄を伴うこともある）
　　A-2．血液検査：炎症反応所見

B. 胆汁うっ滞所見
　　B-1．黄疸
　　B-2．血液検査：肝機能検査異常

C. 胆管病変の画像所見
　　C-1．胆管拡張
　　C-2．胆管炎の成因：胆管狭窄，胆管結石，ステント，など
　　確診：A のいずれか＋B のいずれか＋C のいずれかを認めるもの
　　疑診：A のいずれか＋B もしくは C のいずれかを認めるもの

表4　**急性胆管炎の重症度判定基準**（急性胆管炎・胆嚢炎診療ガイドライン改訂出版委員会，編．急性胆管炎・胆嚢炎診療ガイドライン 2013．東京：医学図書出版；2013[6]）

重症急性胆管炎（Grade Ⅲ）
急性胆管炎のうち，以下のいずれかを伴う場合は「重症」である．
・循環障害（ドーパミン≧5μg/kg/min，もしくはノルアドレナリンの使用）
・中枢神経障害（意識障害）
・呼吸機能障害（PaO_2/FiO_2 比＜300）
・腎機能障害（乏尿，もしくは Cr＞2.0mg/dL）
・肝機能障害（PT-INR＞1.5）
・血液凝固異常（血小板＜10万/mm³）

中等症急性胆管炎（Grade Ⅱ）
初診時に，以下の5項目のうち2つ該当するものがある場合には「中等症」とする．
・WBC＞12,000, or＜4,000/mm³
・発熱（体温≧39℃）
・年齢（75歳以上）
・黄疸（総ビリルビン≧5mg/dL）
・アルブミン（＜健常値上限×0.73g/dL）
上記の項目に該当しないが，初期治療に反応しなかった急性胆管炎も「中等症」とする．

軽症急性胆管炎（Grade Ⅰ）
急性胆管炎のうち，「中等症」，「重症」の基準を満たさないものを「軽症」とする．

〔Ⅱ〕消化器のコモンディジーズの診かた，考えかた

したように Charcot の 3 徴は特異度に優れるものの感度が低いことが問題でした．Reynolds の 5 徴に関しては，これらすべての徴候がそろうのはまれであるため，診断基準として使うのは適切でありません．

右上腹部痛，黄疸，発熱などの症状をきたし急性胆管炎を疑う症例では，まず血液検査で炎症所見の有無と胆汁うっ滞の有無を調べます．白血球数は急性期炎症に鋭敏に反応し，CRP より早期に上昇する傾向があります．胆汁うっ滞がある場合には ALP，γ GTP の上昇を認めます．トランスアミナーゼの上昇の程度は症例によりまちまちです．総肝管から総胆管にかけての閉塞ではビリルビン上昇を伴いますが，肝内胆管の狭窄・閉塞による区域性胆管炎の場合には必ずしもビリルビンの上昇を伴いません．

さらに重症度の判定のため血小板数，プロトロンビン時間，クレアチニンなどを測定します．

画像検査の第一選択は腹部超音波検査です．下部総胆管に嵌頓した結石や，中下部の胆道腫瘍を体外式超音波で描出することは時に困難ですが，肝内胆管拡張や胆嚢腫大などの間接的所見に注意を払えば胆道閉塞を診断することができます．

⊗ 治療，フォローアップ ⊗

急性胆管炎は細菌感染に伴う病態ですので抗菌薬投与を行いますが，原因となる胆道閉塞を解除しない限り病態は改善しません．抗菌薬の投与は想定する起炎菌をカバーするものを選択します．特に重症例では抗菌薬投与前に血液培養を 2 セット採取します．

胆道ドレナージは急性胆管炎の治療の中心となります．内視鏡的ドレナージ，経皮経肝的ドレナージ，開腹ドレナージがありますが，内視鏡的ドレナージが手技に関連した偶発症が少なく選択されることが多いです．どの施設でもできる治療ではありませんし，治療のタイミングを逸すると重症化しますので，急性胆管炎が疑われた時点で，治療に対応できない施設の場合には，対応可能な施設への移送を検討する必要があります．特に重症例では，緊急胆道ドレナージが必要であるため，速やかに対応が可能

4 胆石症・急性胆囊炎・急性胆管炎

な施設に搬送する必要があります.

文献

1) 谷村　弘, 内山和久. 全国胆石症 1996 年度調査結果報告. 胆道 1997; 11: 133-40.

2) 日本消化器病学会. 胆石症診療ガイドライン 2016（改訂第 2 版）. 東京: 南江堂; 2016.

3) Wang D Q-H, Afdhal NH. Gallstone disease. In: Feldman M, Friedman LS, Brandt LJ. editors. Sleisenger and Fordtran's Gastrointestinal and Liver Disease. 10th ed. Saunders; 2016（電子版）.

4) Yokoe M, Takada T, Strasberg SM, et al, New diagnostic criteria and severity assessment of acute cholecystitis in revised Tokyo guidelines. J Hepatobiliary Pancreat Sci. 2012; 19: 578-85.

5) Gurusamy K, Samraj K, Gluud C, et al, Meta-analysis of randomized controlled trials on the safety and effectiveness of early versus delayed laparoscopic cholecystectomy for acute cholecystitis. Br J Surg. 2010; 97: 141-50.

6) 急性胆管炎・胆囊炎診療ガイドライン改訂出版委員会, 編. 急性胆管炎・胆囊炎診療ガイドライン 2013. 東京: 医学図書出版; 2013.

7) 菅野良秀, 藤田直孝. 急性胆管炎. In: 小俣政男, 千葉　勉　監修. 専門医のための消化器病学（第 2 版）. 医学書院; 2013. 512-16.

5 急性膵炎

⊗ 疾患の概念 ⊗

　急性膵炎は膵臓の急性炎症で，他の隣接する臓器や遠隔臓器にも影響を及ぼしうるものです．臨床的な診断基準は以下の3つのうち2つ以上の項目を満たし，他の膵疾患および急性腹症を除外したものをいいます．①上腹部に急性腹痛発作と圧痛がある，②血中または尿中に膵酵素の上昇がある，③超音波，CT または MRI で膵に急性膵炎に伴う異常所見がある[1]．

　急性膵炎は間質性浮腫性膵炎（interstitial edematouos pancreatitis）と壊死性膵炎（necrotizing pancreatitis）に大別されます．前者は膵腫大を認めるものの，造影 CT で造影不良域を伴わない膵炎で，多くの場合発症1週間以内に臨床症状は改善します．一方，壊死性膵炎は，膵実質または膵周囲組織の両者またはいずれか一方が壊死に陥ったものです．

⊗ 原因 ⊗

　アルコールと胆石が2大原因です．厚生労働省の「難治性膵疾患に関する調査研究班」（厚労省研究班）の報告では，アルコール性が33.5％，胆石性が26.9％でした．男性ではアルコール性膵炎の頻度が高いのに対し，女性では胆石性が多いと報告されています．その他の原因には，ERCP 後（診断のみ，乳頭処置後など），薬剤，膵胆管合流異常，脂質異常症，膵腫瘍などさまざまなものがあります 表1 ．原因を特定できないものは特発性とされます．

　アルコール膵炎に関するシステマティックレビューによると，1日2ドリンク（1ドリンク＝エタノール12g 相当≒ビール240mL）以下では非飲酒者と発症リスクに差を認めませんでしたが，1日4ドリンク（エタノール48g）以上では膵炎発症リスクは2.5倍になると報告されています[3]．

5 急性膵炎

表1 急性膵炎の原因（Tenner S, et al. Acute pancreatitis. In: Feldman M, et al, editors. Sleisenger and Fordtran's Gastrointestinal and Liver Disease. 10th ed. Saunders. 2016（電子版）[2] より改変）

機械的閉塞	胆石，腫瘍，寄生虫，十二指腸憩室，輪状膵，choledochocele
アルコール・毒素	エタノール，メタノール，サソリ毒，有機リン中毒
代謝異常	高中性脂肪血症，高カルシウム血症，糖尿病
薬剤	アセトアミノフェン，6-MP，アザチオプリン，ペンタミジン，フロセミド，メトロニダゾールなど
感染	ムンプス，コクサッキー
外傷	
術後	
ERCP後	
遺伝性/家族性	CFTR とその他の遺伝子変異
先天性	
血管性	虚血，血管炎（PN,SLE）
その他	妊娠，腎移植，α1アンチトリプチン欠乏症

⊗ 疫学 ⊗

　厚労省研究班による全国調査によると，2011年の1年間に急性膵炎として受療した患者数は63,080人（95％信頼区間57,678〜68,484人）で，近年増加傾向にあります．男女比は1.9：1で，男性は60歳代が最も多く，女性は70歳代が最も多かったと報告されています．

⊗ 症状，身体所見 ⊗

　急性膵炎の症状としては，急激に発症し増悪する持続性の上腹部痛が特徴的です．約半数の患者で腹痛は背部に放散します．胆石膵炎では疼痛部位が非常に限局し，発症も急で10分から20分で痛みがピークに達します．それに反して，その他の原因による急性膵炎では，痛みの発症が胆石によるものほど急ではなく，疼痛部位も限局しない傾向にあります．その他の症状には嘔気・嘔吐，背部痛，発熱などがあります．重症例では，呼吸困難，意識障害，ショック症状をきたします．

　身体診察では上腹部を中心とした圧痛を認めます．軽症の場合，圧痛も軽度ですが，重症の場合には，圧痛の程度も強くなります．イレウスを合

〔Ⅱ〕消化器のコモンディジーズの診かた，考えかた

表2 **急性膵炎の重症度判定基準**（厚生労働省難治性疾患克服研究事業　難治性膵疾患に関する調査研究班；2008）

Ⓐ予後因子（予後因子は各1点とする．）	**Ⓑ造影CT Grade**		
1 Base Excess≦−3mEq/L または ショック（収縮期血圧≦80mmHg）	**1** 炎症の膵外進展度		
		前腎傍腔	0点
2 PaO₂≦60mmHg（room air）または 呼吸不全（人工呼吸管理が必要）		結腸間膜根部	1点
		腎下極以遠	2点
3 BUN≧40mg/dL（または Cr≧2mg/dL） または乏尿（輸液後も1日尿量が 400mL 以下）	**2** 膵の造影不良域 膵を便宜的に3つの区域（膵頭部，膵体部， 膵尾部）に分け判定する．		
		各区域に限局している場合， または膵の周辺のみの場合	0点
4 LDH≧基準値上限の2倍		2つの区域にかかる場合	1点
5 血小板数≦10万/mm³		2つの区域全体をしめる， またはそれ以上の場合	2点
6 総Ca値≦7.5mg/dL	**1** **2** スコア合計　1点以下：Grade 1		
7 CRP≧15mg/dL	2点　　　：Grade 2		
8 SIRS診断基準*における陽性項目数≧3 *SIRSの診断基準項目：(1)体温>38℃また は<36℃，(2)脈拍数>90回/分，(3)呼吸 数>20回/分またはPaCO₂<32mmHg， (4)白血球数>12,000/mm³もしくは <4,000/mm³または>10％幼若球出現	3点以上：Grade 3		
	重症の判定 　Ⓐ予後因子が3点以上または 　Ⓑ CT Grade 2以上		
9 年齢≧70歳			

併している場合には，腸蠕動音の低下または消失があります．胆石膵炎の場合，黄疸を認めることがあります．Grey-Turner 徴候（側腹壁），Cullen 徴候（臍周囲），Fox 徴候（鼠径靱帯下部）の皮膚着色斑は，膵臓の炎症に伴う後腹膜からの出血で認められます．これらの徴候は急性膵炎に特徴的な臨床徴候としてしばしば紹介されますが，出現頻度は3％と低く，急性膵炎に特異的でもありません．

⊗ 診断 ⊗

前述した典型的な病歴，身体所見を認めた場合には急性膵炎を疑うべきですが，似た症状をきたす疾患の除外もしなければなりません．診断は厚生労働省調査研究班の診断基準に基づきます．膵炎の診断を下した場合には，重症度の判定を行うことも大切です．重症度判定基準を **表2** に示し

5　急性膵炎

ます.

　膵逸脱酵素の測定では血中リパーゼの測定が感度，特異度の点から望ましいです．血中リパーゼの急性膵炎診断に対する感度は86.5～100％，特異度は84.7～99.0％とされます．これに対し，血中アミラーゼは診断の特異度が低いことが問題とされます．多くの施設では迅速測定はアミラーゼしかできず，血中アミラーゼ値で判断せざるを得ないのが現状です．血中アミラーゼはリパーゼと比較して発症後速やかに低下し，異常高値が持続する期間が短いため，受診のタイミングによっては血中アミラーゼ値が正常のこともあります．また，アルコール性急性膵炎では，特に慢性膵炎を背景とする場合に血中アミラーゼが上昇しないことがあること，高脂血症による急性膵炎でも血中アミラーゼが上昇しにくいことなどに留意して診断にあたることが大切です．

　腹部超音波検査は非侵襲的で，膵腫大や膵周囲の炎症性変化を捉えることができ，急性膵炎の診断に有用です．ただし，重症例では，腸管ガスなどの影響で膵臓の描出が十分にできないこともあります．これに対して，CTでは消化管ガスや患者の体格の影響を受けずに膵臓およびその周囲を評価することができます．膵炎の原因が明らかでなく，患者の腎機能に問題がなければ造影ダイナミックCTが望ましいです．

⊗ 治療，フォローアップ ⊗

　診療ガイドラインに示された急性膵炎の基本的診療方針を 図 に示します．

　急性膵炎と診断した場合は原則として入院治療を行います．初期治療を行いつつ，重症度の判定を行います．絶食により膵の安静を保ち，呼吸・循環のモニタリングを行い，十分な初期輸液と除痛を行います．軽症であれば一般病棟での治療が可能ですが，発症後3日目までは重症化の可能性があるため，全身状態の悪化があれば再度重症度判定を行うようにします．イレウス合併例や激しい嘔吐を伴わない限り，経鼻胃管の留置は不要です．また，軽症例では感染症合併症の発生率・死亡率が低いため，予防的抗菌薬の投与は不要です．

〔Ⅱ〕消化器のコモンディジーズの診かた，考えかた

図 急性膵炎の基本的診療方針（急性膵炎診療ガイドライン 2015 改訂出版委員会ほか，編．急性膵炎診療ガイドライン 2015 第 4 版．東京：金原出版；2015．p48 のフローチャートを転載）

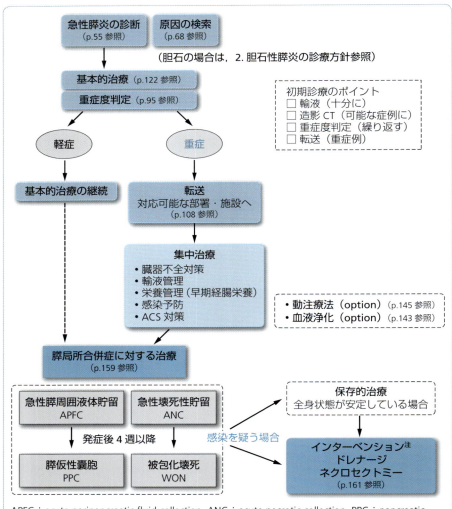

APFC：acute peripancreatic fluid collection, ANC：acute necrotic collection, PPC：pancreatic pseudocyst, WON：walled-off necrosis, ACS：abdominal compartment syndrome
注）インターベンション治療（ドレナージ/ネクロセクトミー）は，できれば発症 4 週以降まで待機し，壊死巣が十分に被包化された WON の時期に行うことが望ましい．

*図中の参照ページはガイドラインの該当ページを指す．

5 急性膵炎

重症例では，集中治療室あるいはそれに準ずる部署での連続的なモニタリングと全身管理が必要となります．そのような対応ができない医療機関では，対応可能な高度医療施設へ速やかに搬送します．また，胆石性膵炎で胆管炎を合併した場合，または胆道通過障害が遷延する場合には，早期のERCP±内視鏡的乳頭切開術が必要になります．この処置ができない場合にも，対応可能な医療施設へ速やかに搬送すべきです．

重症例での輸液は軽症例と比べて，よりアグレッシブに行う必要があります．中心静脈圧，時間尿量，血圧などをモニタリングしつつ細胞外液を投与します．その際に過剰輸液による肺水腫に気をつけます．

重症例や壊死性膵炎合併例では，予防的抗菌薬を発症早期に投与することにより生命予後を改善する可能性があるとされています．投与する抗菌薬は，膵臓への移行が良好で抗菌スペクトラムが広いカルバペネム系が投与されることが多いです．さらに経腸栄養は，栄養補給経路以外に感染性合併症を減らす意義があり，腸管合併症がないかぎり入院後48時間以内に開始することが望ましいとされます．

蛋白分解酵素阻害薬投与による生命予後や合併症発生に対する明らかな改善効果は証明されていません．また，H_2RAの使用に関しても，急性膵炎に対する直接的な有効性は認めていないため，消化管出血などがない限りは使用すべきではありません．

⊗ 膵局所合併症の分類[1] ⊗

膵炎の局所合併症としてみられる限局した液体貯留は，壊死のあり・なし，発症からの経過時間（4週以内 VS. 4週以降）により以下の4つに分けられます．さらに，それぞれの感染の有無により計8つのカテゴリーに分類されます．

1．急性膵周囲液体貯留(acute peripancreatic fluid collection; APFC)

膵周囲壊死に関連しない浮腫性膵炎後に発生する膵周囲の液体貯留を指し，通常浮腫性膵炎発症後4週以内に膵周囲に限局してみられ，PPCのような被包化した形態を呈さない．造影CTでは液体成分は均一なdensityを呈し，膵に隣接するのみで膵実質には及ばない．

〔Ⅱ〕消化器のコモンディジーズの診かた，考えかた

2. 急性壊死性貯留（acute necrotic collection; ANC）

壊死性膵炎後にみられ，さまざまな割合で液体成分と壊死物質を含んだ貯留物で壊死は膵実質や膵周囲組織に及ぶ．造影CTでは被包化されておらず貯留成分は不均一でさまざまな程度の固形成分を含有するdensityを呈し，膵実質または膵周囲に及ぶ．

3. 膵仮性囊胞（pancreatic pseudocyst; PPC）

膵外に存在し，成熟した明瞭な炎症性の壁により被包化された液体貯留で，内部に壊死は伴わない，もしくは少量のみ含まれる．造影CTでは周囲との境界明瞭で円形あるいは卵円形で，液体成分は均一なdensityを呈し，完全に被包化されている．通常浮腫性膵炎発症後4週以降に形成される．

従来，頻繁に用いられてきたPPCの大部分は現在の分類では被包化壊死（WON）に分類される．

4. 被包化壊死（walled-off necrosis; WON）

成熟した炎症性の壁により被包化された境界明瞭な膵および膵周囲壊死の貯留物で通常壊死性膵炎発症後4週以降に形成される．造影CTでは膵実質あるいは膵周囲に完全に被包化された不均一な液体成分と非液体成分のdensityを呈する貯留物としてみられる．内容物は，ある程度の固形成分を含有するdensityを呈し，膵実質または膵周囲に及ぶ．

上記のうち，感染が成立したPPC，WONはドレナージ術の絶対適応です．非感染例でも，出血などの偶発症・合併症発症例，強い腹痛などの有症状例は治療の対象になります．感染性WONに対するドレナージ術が無効の場合には，ネクロセクトミーを検討します．

文献

1) 急性膵炎診療ガイドライン2015改訂出版委員会，他，編．急性膵炎診療ガイドライン2015 第4版．東京: 金原出版; 2015.

2) Tenner S, Steinberg WM. Acute pancreatitis. In: Feldman M, Friedman LS, Brandt LJ. editors. Sleisenger and Fordtran's Gastrointestinal and Liver Disease. 10th ed. Saunders. 2016（電子版）.

3) Irving HM, Samokhvalov AV, Rehm J. Alcohol as a risk factor for pancreatitis. A systematic review and meta-analysis. JOP. 2009; 10: 387-92.

6 慢性膵炎

⊗ 疾患の概念 ⊗

慢性膵炎は膵臓の内部に不規則な線維化，細胞浸潤，実質の脱落，肉芽組織などの慢性変化が生じ，進行すると膵外分泌・内分泌機能の低下を伴う病態です[1]．多くは非可逆性です．自己免疫性膵炎と閉塞性膵炎は，治療により病態や病理所見が改善することがあり，可逆性である点より，現時点では膵の慢性炎症として別個に扱います．

⊗ 成因 ⊗

慢性膵炎の成因はアルコール性が最も多く，特に男性では7割以上がアルコール性です．次に原因不明の特発性が続きます．その他には遺伝性，膵管非融合などがあります．

⊗ 疫学，危険因子 ⊗

2011年受療患者を対象とした最新の全国調査[2]によると，慢性膵炎の年間受療患者数は 66,980人（人口10万人あたり 52.4人），うち新規受療患者数は 17,830人（人口10万人あたり 14.0人）と推計されています．前回の 2007年の全国調査における年間推計受療患者数 47,100人と比較して大きく増加しています．男女比は 4.7：1 と男性に多く，患者の平均年齢は 62.5歳でした．

成因として，男性ではアルコール性が 78.0％，特発性 14.0％であるのに対して，女性では特発性が 53.6％，アルコール性が 30.2％でした．

⊗ 症状，身体所見 ⊗

1．病歴

主たる臨床徴候は腹痛と膵の外分泌および内分泌能の不全です．特に，アルコール多飲歴のある男性が，反復する上腹部痛発作や食後，とくに脂

JCOPY 498-14046

111

〔Ⅱ〕消化器のコモンディジーズの診かた，考えかた

肪分の多い食事を摂った後や飲酒後に上腹部痛や背部痛を生じる場合，慢性膵炎の可能性を考慮します．食後に腹痛を生じるため，時に食事を控えるようになり体重減少を伴うこともあります．ただし，一部の慢性膵炎では腹痛がないまま，膵外分泌および内分泌機能低下を認めることがあります．

膵臓の予備能は大きいため，通常90％以上の機能が失われないと機能不全を認めません．外分泌能の低下では脂肪および蛋白の消化不良をきたし，慢性下痢，脂肪便，体重減少，倦怠感などを起こします．

2. 身体所見

身体所見で慢性膵炎に特異的な所見はありませんが，上腹部痛に圧痛を認めます．

3. 検査所見

血中アミラーゼおよびリパーゼの値は正常もしくは軽度上昇にとどまります．したがって，これらの膵逸脱酵素の値が正常でも慢性膵炎を除外することはできません．膵内分泌能低下をきたすと耐糖能異常，糖尿病をきたし，空腹時血糖の上昇やHbA1cの上昇を認めます．また，外分泌能の低下では低蛋白血症を認めることがあります．脂肪の消化不良があるにもかかわらず，臨床的に問題となる脂溶性ビタミン（A, D, E, K）欠乏はあまり認めません．

画像検査に関しては，単純腹部X線検査で膵に石灰化を認めれば，慢性膵炎が疑われます．ただし，単純X線検査のみで慢性膵炎が診断できる場合は多くありません．慢性膵炎が疑われる多くの症例では，腹部超音波検査，CT，MRIが必要になります．これらの画像検査では，膵全体の大きさ，辺縁の形態，石灰化や嚢胞，膵管の拡張の有無に注目します．超音波検査では腹部の脂肪や腸管ガスなどが妨げとなり膵全体の描出が不可能なことが多いですが，CTでは脾静脈血栓などの合併病変や周囲臓器との関連も明瞭となります．MRCPでは，主膵管と拡張した分枝が描出され，膵管内結石も陰影欠損像として描出可能です．また，仮性嚢胞の描出

6 慢性膵炎

能は高く，進行した慢性膵炎における MRCP の診断能は良好とされます．MRI 断層法は組織コントラストが CT より高く，膵実質の信号変化から線維化あるいは残存する浮腫や炎症の程度などの判定にも優れています．

⊗ 診断 ⊗

慢性膵炎の診断は慢性膵炎臨床診断基準 2009 に基づいて行います（表）．上腹部痛の鑑別すべき疾患は数多くありますが，血中／尿中膵酵素値の異常や画像検査所見などから診断を下します．また，膵臓の異常と

表　慢性膵炎臨床診断基準 2009 （厚生労働省難治性膵疾患に関する調査研究班，日本膵臓学会，日本消化器病学会．膵臓．2009; 24: 645-6[3] より改変）

●慢性膵炎の診断項目

①特徴的な画像所見（下記参照）
②特徴的な組織所見（下記参照）
③反復する上腹部痛発作
④血中または尿中膵酵素値の異常
⑤膵外分泌障害
⑥ 1 日 80g 以上（純エタノール換算）の持続する飲酒歴

・慢性膵炎確診: a，b のいずれかが認められる
　a. ①または②の確診所見
　b. ①または②の準確診所見と，③④⑤のうち 2 項目以上

・慢性膵炎準確診:
　①または②の準確診所見が認められる

・早期慢性膵炎
　③〜⑥のいずれか 2 項目以上と早期慢性膵炎の画像所見が認められる
　　注 1: ①，②のいずれも認めず，③〜⑥のいずれかのみ 2 項目以上有する症例のうち，他の疾患が否定されるものを慢性膵炎疑診例とする．疑診例には 3 カ月以内に EUS を含む画像診断を行うことが望ましい．
　　注 2: ③または④の 1 項目のみ有し早期慢性膵炎の画像所見を示す症例のうち，他の疾患が否定されるものは早期慢性膵炎の疑いがあり，注意深い経過観察が必要である．

付記: 早期慢性膵炎の実態については，長期予後を追跡する必要がある．

●慢性膵炎の診断項目

　　①特徴的な画像所見
　　　確診所見: 以下のいずれかが認められる
　　　a. 膵管内の結石

〔Ⅱ〕消化器のコモンディジーズの診かた，考えかた

　　　b．膵全体に分布する複数ないしびまん性の石灰化
　　　c．ERCP 像で，膵全体にみられる主膵管の不整な拡張と不均等に分布する不
　　　　均一かつ不規則な分枝膵管の拡張
　　　d．ERCP 像で，主膵管が膵石，蛋白栓などで閉塞または狭窄しているときは，
　　　　乳頭側の主膵管と分枝膵管の不規則な拡張
　　準確診所見：以下のいずれかが認められる
　　　a．MRCP において，主膵管の不整な拡張とともに膵全体に不均一に分布する
　　　　分枝膵管の不規則な拡張
　　　b．ERCP 像において，膵全体に分布するびまん性の分枝膵管の不規則な拡張，
　　　　主膵管のみの不整な拡張，蛋白栓のいずれか
　　　c．CT において，主膵管の不規則なびまん性の拡張とともに膵辺縁が不規則
　　　　な凹凸を示す膵の明らかな変形
　　　d．US（EUS）において，膵内の結石または蛋白栓と思われる高エコーまたは
　　　　膵管の不整な拡張を伴う辺縁が不規則な凹凸を示す膵の明らかな変形
　　②特徴的な組織所見
　　　確診所見：膵実質の脱落と線維化が観察される．膵線維化は主に小葉間に観察
　　　され，小葉が結節状，いわゆる硬変様をなす．
　　　準確診所見：膵実質が脱落し，線維化が小葉間または小葉間・小葉内に観察さ
　　　れる．
　　④血中または尿中膵酵素値の異常
　　　以下のいずれかが認められる．
　　　a．血中膵酵素が連続して複数回にわたり正常範囲を超えて上昇あるいは正常
　　　　下限未満に低下．
　　　b．尿中膵酵素が連続して複数回にわたり正常範囲を超えて上昇．
　　⑤膵外分泌障害
　　　BT–PABA 試験で明らかな低下を複数回認める．

●早期慢性膵炎の画像所見

　a，b のいずれかが認められる．
　　a．以下に示す EUS 所見 7 項目のうち，（1）〜（4）のいずれかを含む 2 項目以上
　　　が認められる．
　　　（1）蜂巣状分葉エコー（lobularity, honeycombing type）
　　　（2）不連続な分葉エコー（nonhoneycombing lobularity）
　　　（3）点状高エコー（hyperechoic foci; non–shadowing）
　　　（4）索状高エコー（stranding）
　　　（5）嚢胞（cysts）
　　　（6）分枝膵管拡張（dilated side branches）
　　　（7）膵管辺縁高エコー（hyperechoic MPD margin）
　　b．ERCP 像で，3 本以上の分枝膵管に不規則な拡張が認められる．

6　慢性膵炎

して膵癌や膵管内乳頭粘液性腫瘍（IPMN）が鑑別すべき疾患として挙げられます.

⊗ 治療, フォローアップ ⊗

代償期には急性増悪の予防と腹痛のコントロール, 非代償期には消化吸収障害ならびに膵性糖尿病の治療が主体となります.

生活習慣では代償期, 非代償期を通じて断酒が必要です. また, 喫煙は慢性膵炎のリスク因子であるため禁煙の指導をします. 代償期で腹痛が存在する症例では1日30〜35gの脂肪制限を行います. 腹痛が存在しない場合には制酸薬や消化酵素薬を補充しながら30g以上（40〜60g）の脂質を摂取しても問題ないとされます. 一方, 非代償期には腹痛は消失もしくは軽減している症例が多いものの, 栄養状態が低下している症例が多くなります. 適切なエネルギー摂取量としては標準体重（kg）×30〜35kcalを目安とし, 脂肪摂取量は1日40〜60gと緩くします.

慢性膵炎の腹痛に対して, 蛋白分解酵素阻害薬（メシル酸カモスタット）が使用されることがありますが, 慢性膵炎の確診例あるいは準確診例への有効性についてはデータが乏しいのが現状です. 腹痛に対してはNSAIDsの内服または坐薬が用いられます. NSAIDsが無効な場合には弱オピオイドであるトラマドールなどの使用を検討します.

非代償期の消化吸収障害に対して, 高力価のパンクレリパーゼあるいは通常量の3〜4倍の消化酵素薬を用います. 消化酵素薬の大量投与はネガ

● サイドメモ ●

慢性膵炎の病期

慢性膵炎は腹痛, 背部痛, 食欲不振, 悪心・嘔吐といった臨床症状を繰り返す時期（代償期）と脂肪便, 慢性下痢といった消化吸収障害（膵外分泌機能不全）と膵性糖尿病（膵内分泌機能不全）が主体となる非代償期, その間の移行期に分けられます. 慢性膵炎の後期である非代償期になると腹痛は消失もしくは軽減することが多くなります.

〔Ⅱ〕消化器のコモンディジーズの診かた，考えかた

ティブフィードバック機構により慢性膵炎の腹痛を改善することを期待して用いられましたが，メタアナリシスで腹痛の改善効果は否定されています．

　膵性糖尿病に対しては，インスリン治療を中心に血糖コントロールを行います．膵臓の α 細胞障害によるグルカゴンの欠乏が併存するため低血糖発作が重症化，遷延しやすいことに気をつけます．

　主膵管内の膵石や蛋白栓，主膵管狭窄などによる膵液の排出障害があり，膵管内圧の上昇が腹痛や膵炎の原因と考えられる場合には，内視鏡的治療（膵管ステント留置術，膵石除去など），体外衝撃波結石破砕療法（ESWL）が考慮されます．これらで症状が改善しない場合やこれらの治療が困難である場合には，膵切除術や Frey 手術など外科治療が選択されることがあります．

　慢性膵炎では膵癌のリスクが高いため，栄養障害の管理，糖尿病のコントロールとともに定期的なフォローアップが必要になります．

文献

1）厚生労働省難治性膵疾患に関する調査研究班．日本膵臓学会．日本消化器病学会：慢性膵炎臨床診断基準 2009．膵臓．2009；24：645-6.
2）下瀬川徹ほか．慢性膵炎の実態に関する全国調査．厚生労働科学研究費補助金難治性疾患克服研究事業難治性膵疾患に関する調査研究．平成 25 年度総括・分担研究報告書．2014；167-72.
3）日本消化器病学会．慢性膵炎診療ガイドライン 2015（改訂第 2 版）．東京：南江堂；2015.

7 大腸憩室

　憩室とは，腸管壁の一部が膨隆し外側に嚢状に突出した状態の総称です．憩室部分の腸管壁が腸管全層の場合を真性憩室，固有筋層が欠如したものを仮性憩室とよびます．大腸憩室のほとんどは仮性憩室です．大腸壁の栄養血管が穿通する脆弱な部位が，腸管内圧の上昇に伴い外側に突出し形成されると考えられています．

● 憩室炎

⊗ 疾患の概念 ⊗

　結腸憩室の炎症，感染をいいます．

⊗ 病態生理 ⊗

　憩室炎は微小なものを含めて，憩室壁の穿孔により起きます．憩室内圧の上昇や食物片による憩室壁の圧迫から生じるびらんが局所の炎症，壊死をもたらし，ひいては穿孔をきたします．微小穿孔の場合には炎症は憩室周囲に限局されますが，より大きな穿孔の場合には膿瘍形成に至ります．

⊗ 疫学 ⊗

　大腸憩室症は年齢とともに増え，40歳では20％未満ですが，60歳で60％に達します[1]．欧米人はＳ状結腸を中心に左側結腸に多いのに対して，アジア諸国では盲腸から上行結腸に多いとされます．しかしながら，最近ではわが国でも左側結腸の憩室が増加していることが報告されています[2]．

　大腸憩室症をもつ患者の4～15％で憩室炎を認めると報告されています[1]．

〔Ⅱ〕消化器のコモンディジーズの診かた，考えかた

⊗ 症状，身体所見 ⊗

最も多い症状は腹痛です．腹痛の部位は憩室の存在部位によります．右側結腸の憩室炎の場合には急性虫垂炎との鑑別が必要となります．疼痛は持続性で，しばしば数日間腹痛が持続します．その他の症状として食欲低下，発熱があります．憩室炎が原因でイレウスを合併すると悪心・嘔吐をきたすことがあります．憩室炎の炎症が周辺臓器の膀胱に波及することにより尿路症状を認めることがあります．出血はまれです．

身体所見では限局した筋性防御，反跳痛などの腹膜刺激症状を認めます．時に憩室炎の部位に一致した腫瘤を触知します．

⊗ 診断 ⊗

造影 CT が有用です．CT で結腸憩室，結腸壁の肥厚，結腸周囲の脂肪織の炎症，液体貯留を認めます．憩室炎が疑われるときには，急性期の大腸内視鏡や注腸検査を避けるべきです．これらの検査による穿孔の恐れがあるからです．頻度は多くありませんが，憩室近傍に大腸癌が存在することにより憩室炎をきたすこともあるため，発症 6 週間以上経過してから大腸内視鏡による確認を行います．

⊗ 治療，フォローアップ ⊗

絶食，補液，抗菌薬投与が治療の中心となります．悪心・嘔吐がなく経口摂取が可能であり，腹膜炎や発熱を認めない軽症例では外来での経口抗菌薬投与による治療も可能です．外来で治療をする場合には，経口摂取を制限し，グラム陰性桿菌と嫌気性菌をターゲットにした抗菌薬を 7〜10 日間投与します．抗菌薬はシプロフロキサシン＋メトロニダゾール，トリメトプリム・サルファメトキサゾール＋メトロニダゾール，アモキシシリン・クラブラン酸などが使用されます．経口摂取は，最初の 2〜3 日間は液体のみにとどめ，その後の診察で腹部症状，血液検査の結果が改善していれば徐々に戻していきます．

入院治療の適応は穿孔，膿瘍，閉塞，瘻孔を伴うケース，あるいは悪

心・嘔吐などにより経口摂取が不可能な場合です．その他に高齢者や免疫不全状態にある患者，高熱，強い腹痛，多くの併存疾患がある場合，さまざまな理由で外来通院が難しい患者，外来治療で軽快しない場合も入院の適応です．穿孔，瘻孔，狭窄などの合併症がある場合には外科的治療が必要となります．体表から穿刺ドレナージ術が可能である膿瘍に対しては，低侵襲な治療が選択される場合もあります．

憩室出血

⊗ 疾患の概念 ⊗

憩室内の血管が破たんし消化管出血をきたします．下部消化管出血の最も多い原因で，全体の17〜40％を占めると報告されています[3]．

⊗ 病態生理 ⊗

大腸憩室は大腸の栄養血管が腸管壁を貫く部位で生じます．憩室内の血管が破たんすると腸管内に出血をきたします．

⊗ 疫学 ⊗

大腸憩室症の患者の5〜15％で憩室出血を認め，そのうちの3分の1で大量の出血があるとされます[1]．

⊗ 症状，身体所見 ⊗

腹痛を伴わない鮮血便をきたします．右側結腸からの出血では暗赤色からエビ茶色になることもあります．腹部症状はありませんが，血液が腸管蠕動を亢進するため，時に膨満感や便意を訴えることがあります．また，出血量が多いとふらつき，立ちくらみなどを訴える場合があります．

身体所見では頻脈，低血圧を認めることがあります．腹部の診察では異常を認めませんが，直腸診で血液がみられます．

〔Ⅱ〕消化器のコモンディジーズの診かた，考えかた

⊗ 診断 ⊗

造影 CT が有用です．下部消化管出血をきたす他の疾患との鑑別が可能であることに加え，造影剤の漏出が確認できれば，診断とともに出血点を確認することもできます．より直接的には大腸内視鏡検査が有用です．しかし，前処置が不十分であると出血点を同定することは難しいため，可能な限りポリエチレングリコールなどによる前処置を行うことが必要です．

⊗ 治療，フォローアップ ⊗

憩室出血の約 75％は自然に止血します．しかし，再出血率は 14～38％に達します[4]．可能であれば緊急内視鏡で内視鏡的止血を試みます．内視鏡の前処置が不十分だと出血源を同定することができないため，できる限り前処置を行ったうえで大腸内視鏡を行います．止血にはクリップや内視鏡的結紮術が行われます．内視鏡的に止血ができない場合には，IVR が選択されます．

文献

1) Pemberton JH. Colonic diverticulosis and diverticular disease: Epidemiology, risk factors, and pathogenesis. UpToDate（2016/11/20 に最終アクセス）
2) Takano M, Yamada K, Sato K. An analysis of the development of colonic diverticulosis in Japanese. Dis Colon Rectum 48; 2005: 2111-6.
3) Wilkins T, Baird C, Pearson AN, et al. Diverticular bleeding. Am Fam Physician 2009; 80: 977-83.
4) Pemberton JH. Colonic diverticular bleeding. UpToDate（2016/11/20 に最終アクセス）

120

8 感染性腸炎

⊗ 疾患概念 ⊗

　細菌をはじめとする病原体が消化管に感染し，あるいは病原体が産生する毒素により嘔吐，下痢などの症状をきたすことをいいます．

⊗ 原因 ⊗

　感染性腸炎の原因には細菌，ウイルス，寄生虫がありますが，先進国では多くがウイルス感染によります．

　原因となる病原体が，消化管のどの部位を侵すかにより臨床像は異なります．表1に下痢を起こす機序と代表的な病原体を示します．小腸が侵される場合には，水，栄養分の吸収が阻害されるため，水様性の下痢を大量に認めます．腹痛，膨満感などを伴いますが，発熱はないか，あっても微熱程度に止まります．一方，大腸が侵される場合には，小腸型と比較して下痢の量は少ないものの，血性下痢や白血球を多く含む下痢になり，発熱，腹痛を伴うことが多いです．

⊗ 疫学 ⊗

　主な病原体とその症状，潜伏期間，原因などを表2に示します．

　重症化，合併症の危険因子として，65歳以上の高齢者，免疫不全状態（担癌状態，移植患者，免疫抑制薬服用者，HIV感染者など），複数の併存疾患があります．

⊗ 臨床徴候 ⊗

1. 病歴

　成人の急性下痢症の原因のほとんどは感染によるものです．エンテロトキシンやウイルス感染でみられる小腸型の感染をきたす病原体による症状では，大量の水様便があり，時に嘔気・嘔吐，腹痛をきたします．発熱は

〔II〕消化器のコモンディジーズの診かた，考えかた

表1 急性下痢症をきたす病原体（LaRocque RC, et al, Acute infectious diarrheal diseases and bacterial food poisoning. In: Longo DL, et al, editors. Harrison's gastroenterology and hepatology. 2nd ed. McGraw Hill. 2013（電子版）[1] より）

機序	部位	病状	便の性状	原因となる病原体の例
非炎症性（エンテロトキシン）	近位小腸	水様性下痢	便中白血球を認めない；便中ラクトフェリンは軽度増加もしくは不変	コレラ菌，ETEC，EAEC，*Clostridium perfringens*，セレウス菌，黄色ブドウ球菌，*Aeromonas hydrophilia*，*Plesiomonas shigelloides*，ロタウイルス，ノロウイルス，腸管アデノウィルス，ジアルジア，クリプトスポリジウム属，シクロスポラ属，microsporidia
炎症性（侵入あるいは細胞毒）	大腸または遠位小腸	赤痢または炎症性下痢	便中多核白血球；便中ラクトフェリンが有意に増加	赤痢菌属，サルモネラ菌属，カンピロバクター，EHEC，EIEC，エルシニア，リステリア，腸炎ビブリオ，クロストリジウム・ディフィシル，エロモナス，*Plesiomonas shigelloides*，赤痢アメーバ，*Klebsiella oxytoca*
穿通性	遠位小腸	腸熱	便中の単核白血球	チフス菌，エルシニア

ETEC: enterotoxigenic *E. coli*
EAEC: enteroaggregative *E. coli*
EHEC: enterohemorrhagic *E. coli*
EIEC: enteroinvasive *E. coli*

ないか，あっても微熱程度です．大腸型の感染では，1回の排便の量は少なく，排便回数が多くなります．粘液や血液が混じることがあります．腹痛の程度は小腸型と比べて強く，発熱を伴うことが多いです．IBDとの鑑別が必要になることがあります．直腸炎型は主に性行為に関連して起こりますが，直腸周囲に痛みを訴えて，テネスムスがあります．

　感染性腸炎を疑ったら， 表3 に示すような事項を聴取します．

8 感染性腸炎

表2 急性下痢症をきたす主な病原体と臨床的な特徴（Farthing M, et al, Acute diarrhea in adults and children: a global perspective[2] を基に作成）

病原体	腹痛	発熱	便の炎症所見	嘔気・嘔吐	便潜血	血便	潜伏期	ヒト-ヒト感染	主な原因
赤痢菌	++	++	++	++	±	+	1〜5日	+	ヒト-ヒト，感染者の糞便で汚染された水，食品
サルモネラ菌（非チフス）	++	++	++	+	±	+	8〜48時間	±	鶏卵，牛肉，豚肉，乳製品
カンピロバクター	++	++	++	+	+	+	2〜5日	±	加熱不十分な鶏肉や牛肉
エルシニア	++	++	+	+	+	+	1〜14日	±	豚肉，牛乳，乳製品など
ノロウイルス	++	±	ー	++	ー	ー	1〜2日	++	ヒト-ヒト，生ガキなど
コレラ菌	±	±	±	±	±	±	1日	±	魚介類など
サイクロスポーラ	±	±	ー	+			2〜11日	ー	飲料水，生野菜，果物
クリプトスポリジウム	±	±	+	+			2〜10日	±	水道水など
ジアルジア	++	ー					7〜14日	±	飲料水，生野菜など
赤痢アメーバ	+	+	±	±	++	±	2週〜数カ月	±	男性同性愛者，流行地への渡航，施設内の集団感染
C.difficile	+	+	++		+		数日〜数カ月	+	抗菌薬使用，入院
志賀毒素産生大腸菌（含O157:H7）	++	0	0	+	++	++	3〜5日	+	生または加熱不十分な肉など

凡例： ++；よくみられる，+；起こりうる，±；さまざま，ー；あまりない，
0；非典型的／しばしば認めない

2．身体所見

身体診察では，脱水の有無と合併症の有無に注目します．脱水があると，粘膜の乾燥，皮膚のツルゴールの低下，起立性低血圧を認めることがあります．ただし，軽度の脱水では身体診察で異常を認めないことも少なくありません．高度の脱水があると臥床した状態で低血圧，頻脈があり，

〔Ⅱ〕消化器のコモンディジーズの診かた，考えかた

表3	感染性腸炎を疑う症例で聞くべきこと
病悩期間	
発熱の有無（通常，発熱は侵入性細菌の感染による）	
便の外観（血液の有無）	
排便回数	
腹　痛	
周囲に同様の症状を呈する人がいるか	
摂食歴	
服薬歴（抗菌薬，PPI など）	
入院歴	
渡航歴	

時に意識障害を伴います．発熱あるいは低体温がないかも確認します．

　腹部診察では圧痛の有無と部位，腹膜刺激症状やイレウスの徴候の有無に注目します．

⊗ 診断 ⊗

　感染性腸炎の多くは自然治癒します．したがって，便培養，血液検査が必要な場合は限られます．感染性腸炎の症例で検査を行う主な目的は，重症度の把握と合併症の有無の評価，原因となる病原体の同定です．中等症以上の症例では電解質異常，腎機能異常がないかを調べます．便の培養検査の適応となる場合は血便の症例，重症例（脱水がある，24 時間以内に 6回以上の下痢がある，重度の腹痛がある，入院を要するなど），炎症性下痢の徴候（38.5℃以上の発熱または低体温，粘液の混じった便が少量，頻回にある），高リスク群（65 歳以上の高齢者，併存疾患のある患者，免疫不全状態，妊婦など），1 週間以上症状が持続，公衆衛生上の観点から検査が必要な場合（食品を扱う業務，医療関係者など）があります．入院して 72 時間以上経過して発症した下痢の場合，市中感染による下痢症の可能性は低くなるため，免疫不全患者など一部を除いて便培養は不要です．

　肛門スワブは糞便培養と比較して感度が低いため，推奨できません．また，冬季に嘔吐，下痢の激しい患者を診た場合にはノロウイルス感染を疑います．ノロウイルスの検査キットが保険適用となるのは 3 歳未満の患者

と 65 歳以上の患者に限定されます．臨床的に菌血症が疑われる場合には血液培養の採取を行います．

急性下痢を呈する患者に対するアプローチを 図 に示します．

⊗ 治療，フォローアップ ⊗

感染性腸炎の治療は，脱水の補正，電解質や糖の補給が中心となります．原因菌の同定より，脱水と電解質異常の補正を優先します．経口摂取が可能である時には，水分と塩分の摂取を励行します．軽度の下痢症であれば，特別にアレンジした補給をしなくても，自然に回復します．小腸型の感染で下痢の量が多い場合には，経口補水液の利用が有用です．WHOが推奨する経口補水液は，以前のものと比較して浸透圧と塩分量を減らしたものです．経口補水液は市販で求めることもできます．食事に関しては，脂質，乳製品（ヨーグルトを除く）を控えるよう指導します．

発熱，血便などを伴う大腸型の感染と考えられる場合やクロストリジウム・ディフィシル感染では止痢剤や鎮痙薬の使用により症状の悪化，遷延をきたす可能性があるため，これらの薬剤を使用しないようにします．

軽症から中等症の細菌性腸炎では，多くは抗菌薬の投与が不要です．腸管出血性大腸菌による腸炎に対する抗菌薬使用の是非はいまだ結論が出ていません．抗菌薬投与の適応となる場合は，中等度以上の旅行者下痢症，発熱や血性下痢のある患者，下痢の回数が 1 日 6〜8 回以上，脱水を伴う場合，1 週間以上症状が持続している場合，入院加療を考慮している場合，免疫不全状態にある患者などがあげられます．

便培養の結果が戻るまでには数日を要するため，抗菌薬の投与を行う時にはエンピリックな治療を開始します．治療に反応がみられなかった時，その後の治療のガイドとなるため，抗菌薬投与前に便培養を提出するようにします．想定される起炎菌と標準的な抗菌薬の投与例を 表4 に示します．

これらの治療にも関わらず，下痢が 1 週間以上持続する場合にはジアルジアを始めとする原虫感染症や非感染性下痢症の可能性も考えられ，精査が必要であるため必ず受診するように説明します．

〔II〕消化器のコモンディジーズの診かた，考えかた

図 急性下痢の評価（Wanke CA. Approach to the adult with acute diarrhea in resource-rich settings UpToDate[3] より改変）

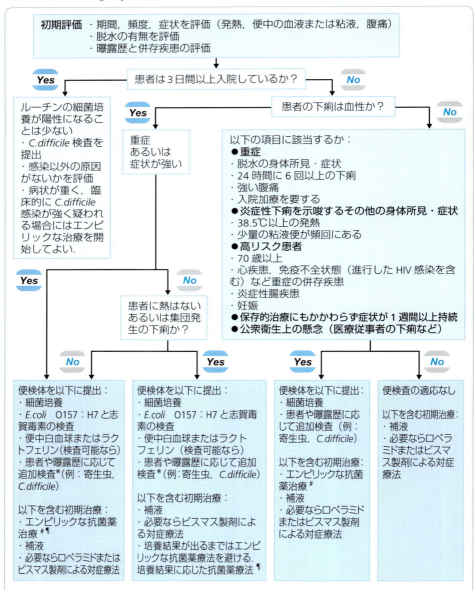

8 感染性腸炎

* 過去 3 カ月間に抗菌薬投与または入院の既往がある患者では *C.difficile* の検査を行う．IBD の患者でもしばしば *C.difficile* の検査が行われる．急性下痢の場合，一般的に寄生虫検査の適応はないが，7 日以上持続する下痢，進行した HIV 感染者（CD4 数＜200/μL），男性同性愛者，水系感染の集団発生，血性下痢で便中白血球が陰性の時などで寄生虫検査の適応がある．
\# 重症の併存疾患をもつ患者，赤痢の患者，症状が持続する患者など一部の患者ではエンピリックな抗菌薬治療の適応がある．
¶ 非常に症状が強い，あるいは重症の血性下痢の成人患者では抗菌薬治療の利益が腸管出血性大腸菌（EHEC）感染症を治療することにより起こる合併症のリスクを上回る．ただし，EHEC 感染の疑いが強く，患者の状態が安定していれば培養結果が出るまで抗菌薬治療を行わないことも妥当である．

表 4 感染性腸炎に対する抗菌薬治療

起炎菌	抗菌薬	処方例
赤痢菌	キノロン系	レボフロキサシン錠 500mg　1 回 1 錠　1 日 1 回　3 日間
サルモネラ（非チフス）	キノロン系*	レボフロキサシン錠 500mg　1 回 1 錠　1 日 1 回　3〜7 日間 §
カンピロバクター	重症時にマクロライド	クラリスロマイシン錠 200mg　1 回 1 錠　1 日 2 回　3 日間
コレラ	重症時にキノロン系など	レボフロキサシン錠 500mg　1 回 1 錠　1 日 1 回　3 日間
クロストリジウム・ディフィシル	メトロニダゾール，バンコマイシン ¶	①メトロニダゾール錠 250mg　1 回 2 錠　1 日 3 回 または 1 回 1 錠　1 日 4 回　10〜14 日間　②バンコマイシン散　1 回 125mg　1 日 4 回　10〜14 日間
アメーバ赤痢	メトロニダゾール	メトロニダゾール錠 250mg　1 回 2 錠　1 日 3 回　5〜10 日間
ジアルジア	メトロニダゾール	メトロニダゾール錠 250mg　1 回 1 錠　1 日 3 回　5 日間

* 重症患者，12 カ月未満または 50 歳以上の患者，免疫不全患者（HIV 感染，免疫抑制薬投与中など），リンパ増殖性疾患や癌の患者で化学療法中または最近化学療法を受けた者，異常ヘモグロビン症，肝硬変患者，人工弁・人工血管置換後，重度の関節疾患などがある場合に抗菌薬治療の適応となる．小児ではキノロンは禁忌．

¶ 可能であれば抗菌薬の投与を中止する．重症の場合は②から開始．

§ 正常免疫で菌血症のない患者では，抗菌薬投与は 3〜7 日間でよい．乳児または 50 歳以上の患者，あるいは心血管疾患や関節疾患のために抗菌薬を投与する場合には 3〜14 日間投与（菌血症の有無などにより期間を決定）．免疫抑制状態の患者では 14 日間もしくはそれ以上の治療が望ましいこともある．

〔Ⅱ〕消化器のコモンディジーズの診かた，考えかた

文献

1) LaRocque RC, Ryan ET, Calderwood SB. Acute infectious diarrheal diseases and bacterial food poisoning. In: Longo DL, Fauci AS. editors. Harrison's gastroenterology and hepatology. 2nd ed. McGraw Hill. 2013（電子版）.

2) Farthing M, Salam M, Lindberg G, et al. Acute diarrhea in adults and children: a global perspective. http://www.worldgastroenterology.org/guidelines/global-guidelines/acute-diarrhea/acute-diarrhea-english（2016/11/20 に最終アクセス）

3) Wanke CA. Approach to the adult with acute diarrhea in resource-rich settings. UpToDate（2016/11/23 に最終アクセス）

9 急性虫垂炎

⊗ 疾患の概念 ⊗

虫垂に生じる急性炎症性疾患で，急性腹症の原因として頻度の高い疾患です．

⊗ 原因 ⊗

虫垂口の閉塞により起こると考えられています．虫垂口の閉塞は，小児ではリンパ組織過形成が大きな原因ですが，成人では糞石による閉塞も一因となります．そのほかに腫瘍，異物，寄生虫の迷入などにより閉塞をきたし，その結果急性虫垂炎を起こすこともあります．

虫垂口が閉塞すると，虫垂内圧が上昇します．虫垂内圧の上昇は，虫垂内の小血管に血栓形成をもたらして血流を阻害します．同時にリンパ流も阻害されます．その結果，虫垂壁の循環障害をきたし，さらに二次的な細菌感染を起こします．炎症がさらに進行すると，虫垂壁の壊死，穿孔へと進展し膿瘍形成や腹膜炎を起こします．

⊗ 疫学 ⊗

10代から20代での発症が多いですが，すべての年齢で起こりえます．男性での発症が女性に比べてやや多いとする報告がある一方で，性差はないとする報告もあります．

⊗ 症状，身体所見 ⊗

急性虫垂炎の症状として最も頻度の高いものは腹痛です．虫垂口が閉塞されて虫垂内圧が上昇すると，臍周囲から心窩部にかけて局在性の乏しい鈍痛が始まります．これは内臓痛です．炎症が壁側腹膜に波及すると体性痛が起こり，右下腹部に限局した腹痛となります．心窩部～臍周囲の痛みが，半日から2，3日して右下腹部に移動する経過が，急性虫垂炎の典型

〔Ⅱ〕消化器のコモンディジーズの診かた，考えかた

例としてよく知られますが，実際にこのような経過をとるのは 50〜60％
と報告されています[1]．食欲不振はほぼ必発で，患者に食欲がある場合に
は急性虫垂炎の可能性は低くなります．悪心・嘔吐は 50〜60％で認めら
れますが，多くは自然に軽快します．食欲不振，悪心・嘔吐は腹痛が出現
後，しばらくしてから起こります．発熱は初期からみられることはなく，
病状が進行すると認められます．

　非常に初期の段階では，炎症が壁側腹膜に達していないため，身体所見
でも異常を認めません．炎症が進行し，壁側腹膜に炎症が波及すると右下
腹部に圧痛を認めるようになります．圧痛の部位は虫垂の位置により異な
りますが，よく知られた圧痛点は，臍と前上腸骨棘を結んだ線の外側 1/3
の McBurney 点です．虫垂の先端が盲腸後方にある盲腸後虫垂（retrocecal
appendix）では，腹部の圧痛を全く認めないことがあります．この場合，
直腸診で圧痛を認めることがあり，これが診断の手がかりになります．腸
腰筋兆候は右股関節を受動的に伸展すると，右下腹部に疼痛を生じる兆候
をいいますが，盲腸後虫垂で認めることがあります．妊婦では，子宮の増
大に伴い，虫垂が頭側に偏位するため圧痛点の解釈に注意を要します．

　症状または所見の起きる順番は診断の上で非常に重要です．ほとんどの
急性虫垂炎で症状は以下の順番で起きます：心窩部から臍周囲の疼痛→食
欲不振，嘔気・嘔吐→圧痛（通常は右下腹部，時に直腸診で認められる）
→発熱→白血球増多．例えば，腹痛の前に発熱がある場合には，急性虫垂
炎以外の診断を考えるべきです．

　通常，体温は正常もしくは 38℃ くらいまでの微熱です．それ以上の発
熱がある場合には，虫垂穿孔を疑うべきです．

　高齢者では非典型的な症状をきたし，腹部所見も軽度のことがあるた
め，見逃さないように注意します．

⊗ 診断 ⊗

　軽度の白血球増多はほとんどの患者で認められます．20,000/mm^3 を超
える場合には穿孔の可能性を考えるべきです．CRP の上昇もみられます
が，早期では正常です．

9 急性虫垂炎

　診断のための画像検査としては，腹部超音波検査またはCT検査を行います．腹部超音波検査の方が簡便で放射線被曝がない利点があります．感度は75〜90％，特異度は95〜100％と報告されています[2]．一方，CTは診断の客観性において，超音波検査より優れ，非典型例や他疾患との鑑別が必要な場合にも有用です[3]．報告によると，CT検査の陽性的中率は95〜97％，正診率は90〜98％とされ[4]，虫垂の腫大，虫垂壁の肥厚・濃染像，糞石，虫垂周囲の脂肪織の毛羽立ち，膿瘍形成などが主な所見です．

　鑑別すべき疾患は，上腹部から臍周囲に疼痛を訴える段階では急性胃腸炎，小腸閉塞，腸間膜虚血など，右下腹部痛を訴える段階では，大腸憩室炎，Crohn病，鼠径ヘルニア，卵巣腫瘍（茎捻転），骨盤炎症性疾患，腎盂腎炎，傍腎膿瘍，尿路結石などが挙げられます．これらは鑑別すべき疾患の一例ですが，病歴と身体所見から可能性のある疾患を絞り込むことが大切です．

⊗ 治療，フォローアップ ⊗

　手術療法による虫垂切除が治療の主体です．病歴，身体所見，画像所見が急性虫垂炎に矛盾しない場合，抗菌薬単独による治療も選択肢になりますが，再発の危険があります．患者が医療機関を受診するのが遅く，すでに虫垂が穿孔して膿瘍を形成している場合には，抗菌薬投与，膿瘍のドレナージ，禁食，輸液などによる治療を行い，虫垂の切除は待機的に行います．

文献

1) Martin RF. Acute appendicitis in adults: Clinical manifestations and differential diagnosis. UpToDate（2016/10/8 に最終アクセス）
2) Brown JJ. Acute appendicitis: The radiologist's role. Radiology 180: 13-4. 1991.
3) 石田秀行，宮崎達也．急性虫垂炎．別冊 日本臨牀 消化管症候群　第2版 下巻．2009；p.669-71.
4) Silen W. Acute appendicitis and peritonitis. In: Longo DL, Fauci AS. editors. Harrison's gastroenterology and hepatology. 2nd ed. McGraw Hill 2013（電子版）.

10 過敏性腸症候群

⊗ 疾患概念 ⊗

　過敏性腸症候群（irritable bowel syndrome；IBS）は機能性消化管疾患の代表的疾患で，消化器専門医ならず内科医が日常の診療で接することが多い疾患です．2016 年に改訂された最新の RomeⅣ診断基準では 表1 に示すように，反復性の腹痛が排便に関連する，または排便習慣の変化を伴うときに IBS と診断されます[1]．RomeⅢ診断基準にあった "腹部不快感" という症状は削除されました．これは "discomfort" という英語に対応する単語がすべての言語にあるわけではなく，その意味も各言語で異なり，患者にとっても曖昧な用語であるためです．また，腹痛の頻度も 3 日/月から 1 日/週に変更されました．RomeⅢの IBS の診断基準では，"排便によって改善する" という項目がありましたが，実際には排便により症状が増悪する患者もいるため，RomeⅣでは "排便に関連する" と改められました．RomeⅣの診断基準を用いた臨床研究が発表されるのはこれからになるので，しばらくは RomeⅢに基づくエビデンスを使うことになります．

⊗ 病態生理 ⊗

　IBS の病態生理は不明ですが，その発症には複数の要因が関与すること

表1 　IBS の診断基準（Lacy BE, et al, Gastroenterology 2016; 150: 1393-407[1]）

反復する腹痛が最近 3 カ月の間，平均して少なくとも週 1 日あり，下記の
2 項目以上の基準を満たす．
1. 排便に関連する
2. 排便頻度の変化を伴う
3. 便形状（外観）の変化を伴う
少なくとも診断の 6 カ月以上前に症状が出現し，最近 3 カ月間は基準を
満たす必要がある．

10 過敏性腸症候群

表2	IBS の病因		
消化管運動異常	内臓知覚過敏	粘膜炎症	感染後
小腸細菌増殖	腸内細菌叢の変化	糖質吸収不良	胆汁酸
遺伝	心理社会的要因		

が推測されています．詳細は成書に譲りますが，現在考えられている主な発症機序を 表2 に示します．

消化管運動異常は一部の IBS 患者で認められることが報告されています．便秘型 IBS では，大腸の頻回かつ不規則な収縮や移送時間の遅延を認めることがあります．また，下痢型 IBS では，コレシストキニンと食事摂取で誘発される high-amplitude propagated contractions（HAPCs）の収縮の強さと回数が健常人と比較して増加していることが報告されています．ただし，現時点で IBS の診断のマーカーとなるような消化管運動異常のパターンはありません．

感染性腸炎後に IBS を発症することがあります．3〜36％の感染性腸炎の患者が回復後に IBS を発症すると報告されています[2]．感染後 IBS の危険因子には，若年者，長引く発熱，喫煙，不安，うつ，長引く先行感染，最近の生活上の不運な出来事などがあります．感染性腸炎後 IBS の原因となることが多い細菌はカンピロバクター，サルモネラ，赤痢菌です．

一部の IBS の患者では，大腸細菌叢に異常があり，大腸内で発酵，過剰なガス産生をきたし，そのために症状を起こすことが推測されていました．実際，IBS 患者の糞便サンプルを分析すると細菌叢の構成が正常人と大きく異なることが報告されています．

下痢型 IBS 患者の一部では，糞便中の胆汁酸が便秘型 IBS 患者と比較して増加しています[3]．大腸内に流入した胆汁酸は分泌性下痢を引き起こします．胆汁酸産生を制御する遺伝子の変異や終末回腸での胆汁酸再吸収の負のフィードバックが障害されることが関与していると考えられています．

IBS と合併する精神疾患では，うつ病，不安症，身体化障害の頻度が高いですが，単一の精神科疾患と IBS との関連はありません．

〔Ⅱ〕消化器のコモンディジーズの診かた，考えかた

⊗ 疫学 ⊗

80 の研究のメタ解析では，世界の IBS の有病率は 11.2%（95%信頼区間 9.8-12.8%）と報告されています．わが国の IBS の有病率もおおむね 10〜15%程度と報告されています．男性より女性に多く，50 歳以上の人と比較すると若年者で有病率が高い傾向にあります．

⊗ 臨床徴候 ⊗

1．症状

疾患概念で触れたように，IBS の主要な症状は腹痛と便通異常（便秘，下痢，もしくはその交替）です．腹痛の部位は問いませんが，多くの患者は下腹部痛を訴えます．腹痛の程度もさまざまですが，差し込むような痛みを訴えることが多いです．食欲低下，体重減少，血便，発熱などの症状がある場合には器質的疾患の存在を示唆します．

IBS の患者が訴えるその他の消化器症状には胸焼け，早期飽満感，心窩部痛，嘔気，非心臓性胸痛などがあります．また，腹部膨満感や腸管のガスに伴う症状（げっぷ，放屁）もよくある症状です．

消化管外の症状には頭痛，頭重感，顎関節痛，めまい，動悸，性機能障害，月経困難，性交痛，頻尿，四肢末端の冷感，易疲労感などがあります．

2．身体所見

IBS では身体診察で異常を認めないか，軽度の下腹部圧痛を認める程度です．身体診察では器質的疾患を示唆する所見がないかに注意を払います．貧血，黄疸，腹部腫瘤，腹水，直腸指診による腫瘤の触知，血液の付着などを認めた場合には，器質的疾患を疑うべきです．

3．検査

IBS は機能的疾患であり，症状と関連した検査所見の異常を認める場合には，器質的疾患を考えるべきです．鑑別すべき疾患に応じて，検査を行

10 過敏性腸症候群

います．下痢が主たる症状の場合には，ジアルジア感染などの感染症，薬剤の副作用，吸収不良症候群など慢性下痢の鑑別が必要になることがあります．また，便秘型では大腸腫瘍以外に，甲状腺機能低下症，高カルシウム血症などを除外する必要があるかもしれません．

⊗ 診断 ⊗

診断は先に述べた Rome IV 診断基準を参考に行います．まず，病歴聴取で腹痛の期間，便通異常の有無を確認するとともに，服薬内容も確認します．薬剤の副作用による便通異常は意外と多いものです．また，症状の期間が短い場合には IBS 以外の疾患を疑い精査を行うべきです．

日本消化器病学会から出されている「機能性消化管疾患診療ガイドライン 2014 − 過敏性腸症候群（IBS）」のガイドラインの診断フローチャートを 図1 に示します．

IBS に似た症状をきたす疾患は多く，個々の症例で鑑別すべき疾患も異なります．そのため行うべき検査も一様ではありません．下痢が主体の IBS と便秘が主体の IBS では行うべき検査も異なります．

通常行う検査としては血算，血液生化学検査，CRP，赤沈などの炎症反応，便潜血検査などがあげられます．若年者で炎症性腸疾患や大腸癌の家族歴がなく，症状が IBS に典型的で，身体所見と通常の検査で異常がない場合には，それ以上の精査は必要ありません．これとは反対に， 表3 に示すような 50 歳を過ぎてからの発症，血便や体重減少などを伴う場合や，通常の検査で貧血，低蛋白血症，炎症反応，便潜血などを認めた場合には器質的疾患が疑われるので，大腸内視鏡検査を含めた精査が必要です．睡眠時腹痛に関してはエビデンスが乏しいものの，器質的疾患を疑い精査をすることを勧めます．その他に大腸癌や炎症性腸疾患の家族歴がある場合にも，大腸内視鏡による精査が望ましいでしょう．

1. IBS の亜分類

IBS は便形状の占める割合から，①便秘型（IBS-C），②下痢型（IBS-D），③混合型（IBS-M），④分類不能型（IBS-U）に分けられます．

JCOPY 498-14046

135

〔Ⅱ〕消化器のコモンディジーズの診かた，考えかた

図1 IBSの診断フローチャート（日本消化器病学会，機能性消化管疾患診療ガイドライン2014 − 過敏性腸症候群（IBS）　ページxvi，2014年，南江堂より許諾を得て転載）

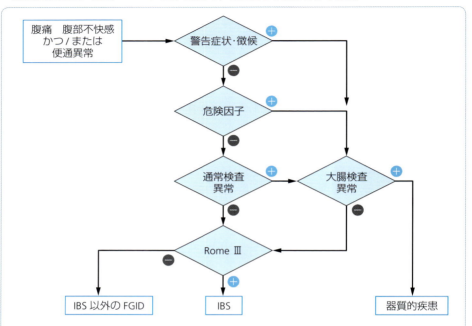

　腹痛・腹部不快感と便通異常，あるいはそのいずれかが，3カ月の間に間欠的に生じるかもしくは持続する患者がアルゴリズム適用の目安となる．急性の腹痛，急性の便通異常の場合にはIBS以外の疾患を念頭に適切な診療を進めるべきである．

　アルゴリズム適用患者において，菱形でチェックを行い，陽性（＋）あるいは陰性（−）によって診療を進める．①警告症状・徴候の有無．②危険因子の有無．③通常臨床検査での異常の有無を評価する．これらのいずれか1つでも陽性であれば，大腸内視鏡検査もしくは大腸X線検査を行う．

- ①警告症状・徴候：発熱，関節痛，血便，6カ月以内の予期せぬ3kg以上の体重減少，異常な身体所見（腹部腫瘤の触知，腹部の波動，直腸指診による腫瘤の触知，血液の付着など）を代表とする．器質的疾患を示唆する症状と徴候．
- ②危険因子：50歳以上での発症または患者，大腸器質的疾患の既往歴または家族歴．また，患者が消化管精密検査を希望する場合にも精査を行う．
- ③通常臨床検査：血液生化学検査（血糖を含む），末梢血球数，炎症反応，TSH，尿一般検査，便潜血検査，腹部単純X線写真がIBSの通常臨床検査である．なお，IBSの診断バイオマーカーはいまだ不明である．このなかで，特に便潜血陽性，貧血，低蛋白血症，炎症反応陽性のいずれかがあれば大腸内視鏡検査もしくは大腸造影検査を行う．
- ④大腸検査：大腸内視鏡検査もしくは大腸X線検査を指す．個別の症状・徴候・検査値に応じて，大腸粘膜生検，上部消化管内視鏡検査もしくは上部消化管造影，腹部超音波，便虫卵検査，便細菌検査，腹部CT，小腸内視鏡（カプセル内視鏡，バルーン内視鏡），小腸造影，腹部

10 過敏性腸症候群

MRI，乳糖負荷試験などが鑑別診断のために必要になることがある．また，便秘が重症の場合には，大腸運動が極度に低下する colonic inertia や排泄機能がおかされる直腸肛門障害との鑑別も必要である．なお，臨床上の多彩な病像に適切に対応するのは担当医の責務であり，診療ガイドラインは器質的疾患の除外を保証するものではない．

以上が陰性であれば，機能性消化管疾患（functional gastrointestinal disorder：FGID）であり，Rome Ⅲ基準に基づいて IBS を診断する．Rome Ⅲの IBS 診断基準を満たさなければ，IBS 以外の FGID である．腹痛のない便秘は機能性便秘，腹痛のない下痢は機能性下痢，便通異常のない腹痛は機能性腹痛症候群，便通異常のない腹部膨満感は機能性腹部膨満，いずれでもなければ非特異機能性腸疾患である．なお，Rome Ⅲは 2016 年に Rome Ⅳに改訂されることが決定している．Rome Ⅳに改訂されたのちは Rome Ⅳに基づく方針とする．

表3 **IBS 様症状を呈する患者における器質的疾患の可能性を示唆する徴候**

（Ford AC, et al. Irritable bowel syndrome. In: Feldman M, editors. Sleisenger and Fordtran's Gastrointestinal and Liver Disease 10th ed. Saunders. 2016（電子版）[4]）

病歴
血便
慢性下痢
大腸癌，炎症性腸疾患，セリアック病の家族歴
発熱
50 歳以降の発症
進行性嚥下障害
反復性嘔吐
短期間の症状
寄生虫感染が流行する地区への渡航歴
体重減少

身体所見
腹部腫瘤
関節炎（活動性）
疱疹状皮膚炎，壊疽性膿皮症
直腸診で血液あるいは腫瘤を認める
貧血所見
吸収不良の徴候
腸閉塞の徴候
甲状腺機能異常の徴候

図2 ブリストル便形状尺度と IBS の亜分類 (Lacy BE, et al. Gastroenterology 2016; 150: 1393-407[1])

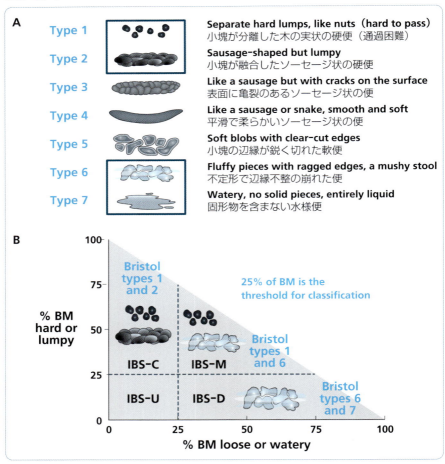

便形状はブリストル便形状尺度（BSFS；図2）を用いて判定します．便形状は消化管通過速度を反映しており，BSFS タイプ 3〜5 が健常の糞便の範囲とされます．また，タイプ 1〜2 が便秘の糞便，タイプ 6〜7 が下痢の糞便とされます．

　IBS の亜分類にあたっては止痢薬，下剤を服用していないときの糞便の形状で判断します．図2 に示したように，BSFS 1〜2 が 25% 以上かつ

10 過敏性腸症候群

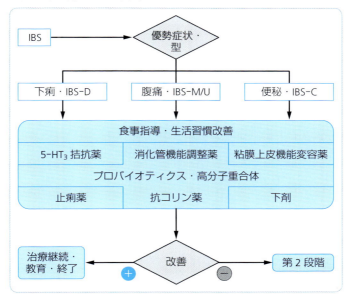

図3 IBSの治療（第一段階）
（日本消化器学会，機能性消化管疾患診療ガイドライン 2014 – 過敏性腸症候群 (IBS)，2014 を改変）

BSFS 6〜7が25％未満の場合をIBS-C，BSFS 6〜7が25％以上かつBSFS 1〜2が25％未満の場合をIBS-D，タイプ1〜2が25％以上かつタイプ6〜7が25％以上の場合をIBS-Mと分類します．糞便の形状を正確に判断できないときにはIBS-Uとします．

⊗ 治療 図3 ⊗

　治療の第一歩は，患者に現在の病状をわかりやすい言葉で説明し理解してもらうことです．それとともに，ここまでの過程で良好な患者−医師関係を築いておくことが重要です．

　治療に関してはIBSのどのタイプに属するかと症状の強さなどを勘案して判断します．第一段階として，生活習慣と食事について指導を行います．また，型分類に基づいて，優勢症状を対象とした消化管主体の治療を行います．具体的には下痢型では，5-HT$_3$拮抗薬であるラモセトロン，

〔Ⅱ〕消化器のコモンディジーズの診かた，考えかた

ポリカルボフィルカルシウム，止痢薬，プロバイオティクス，便秘型には
ポリカルボフィルカルシウム，プロバイオティクスに加えて，下剤を用い
ます．

　これらの治療が無効であった場合，第二段階の治療として，抗不安薬，
抗うつ薬，漢方薬などを使った治療を行います．

⊗ 専門医へコンサルトするタイミング ⊗

　病歴，身体所見，初期の検査で警告徴候があり，器質的疾患が疑われる
ために精査が必要である場合には，早めに専門医あるいは精査が可能性な
医療機関にコンサルトします．また，第一段階の治療で症状の改善を認め
ない場合にも，専門医へのコンサルトを検討します．

文献

1) Lacy BE, Mearin F, Chang L, et al, Bowel disorders. Gastroenterology 2016; 150: 1393-407.
2) Spiller R, Gersed K. Postinfectious irritable bowel syndrome. Gastroenterology 2009; 136: 1979-88.
3) Enck P, Aziz Q, Barbara G, et al, Irritable bowel syndrome. Nat Rev Dis Primers. 2016; 2: 16014.
4) Ford AC, Talley NJ. Irritable bowel syndrome. In: Feldman M, Fried LS, Brande LJ. editors. Sleisenger and Fordtran's Gastrointestinal and Liver Disease 10th ed. Saunders; 2016（電子版）.

11 潰瘍性大腸炎

⊗ 疾患概念 ⊗

潰瘍性大腸炎（ulcerative colitis；UC）は大腸粘膜を直腸側から連続性に侵し，しばしばびらんや潰瘍を形成する原因不明のびまん性非特異性炎症です．その経過中に再燃と寛解を繰り返すことが多く，腸管外合併症を伴うことがあります．長期かつ広範囲に大腸を侵す場合には癌化の傾向があります[1]．

UC は病変範囲により，「直腸炎型」，「遠位大腸炎型」（S状結腸まで），「左側大腸炎型」（脾彎曲部まで），「全大腸炎型」に分けられます．

⊗ 原因 ⊗

IBD の病因はいまだ不明ですが，近年の研究成果により，遺伝因子と環境因子が複雑に絡み合い，腸管局所で過剰な免疫応答を引き起こして炎症が生じるという機序が想定されています[2]．

⊗ 疫学，危険因子 ⊗

わが国の UC 患者数は年々増加の一途を辿っており，2013年度末の医療受給者証および登録者証の交付件数の合計から16万人以上，人口10万人あたり100人程度と類推されます[3]．

男女比はほぼ1：1で性差はみられず，若年者に好発し，発症年齢のピークは男性で20〜24歳，女性で25〜29歳にみられます．しかし，高齢発症の UC も決してまれではありません．

UC 発症に遺伝的要因が関与することが指摘されており，UC と関連する複数の遺伝子座が報告されています．また，喫煙は UC の発症および増悪のリスクを低下しますが，過去の喫煙はリスクを上昇させます．虫垂切除も UC のリスクを低下させることが報告されています．

〔Ⅱ〕消化器のコモンディジーズの診かた，考えかた

⊗ 症状，身体所見 ⊗

　頻度の多い症状は下痢，血便，粘血便です．また，テネスムス，排便切迫感，腹痛を訴えることもあります．病変範囲が広いと下痢，腹痛に加えて，体重減少，発熱，貧血を伴うことが多くなります．直腸炎の場合には，有形便に血液が付着する，あるいは便意があっても肛門から血液と粘液のみが排泄されます．炎症がより近位に進展すると便は下痢になりますが，ほぼ全例で便に血液が混じります．下痢のみの場合には他の診断を考えるべきです．下痢は就寝中に起きることもあります．

　通常，症状の始まりは緩徐です．そのため，症状の出現から数週間から数カ月してから医療機関を受診することが多くなります．

　身体診察では，炎症のある大腸が存在する部位の触診で圧痛を訴えることがあります．圧痛は軽度で，多くで反跳痛を認めません．軽症から中等症程度では腹部所見に乏しいことも少なくありません．重症になると腹部の圧痛に加えて頻脈，発熱，起立性低血圧，体重減少を認めます．

　腸管外合併症として，関節炎，虹彩炎，皮膚症状（結節性紅斑，壊疽性膿皮症など）があります．身体診察では，これら所見の有無にも注意を払うようにします．

⊗ 診断 ⊗

　UC の診断は臨床症状，内視鏡所見，病理所見を合わせて総合的に診断します．その際には類縁疾患の除外診断が必要になります．

　直腸炎型と一部の遠位大腸炎型では，血算および一般的な生化学検査で異常を認めることはあまりありません．それよりも病変範囲が広い場合には白血球増多，血小板数増加，貧血，CRP や赤沈値の上昇を認めます．胆道系酵素の ALP，γGTP が上昇する場合には原発性硬化性胆管炎（PSC）の合併を疑います．

　診断のためには，まず便培養で感染性腸炎を除外します．経過，状況に応じて便の細菌培養，CD 毒素，寄生虫検査を行います．

　大腸内視鏡検査は UC の診断において最も重要な検査です．ただし，重

142

11 潰瘍性大腸炎

症例では大腸内視鏡やその前処置によって病状が悪化する場合があるため，検査の施行にあたっては慎重に判断します．重症例では早期に全大腸の観察にこだわる必要はありません．診断だけであれば，前処置なしでS状結腸まで観察すれば十分です．消化管穿孔や中毒性巨大結腸症が疑われる場合は内視鏡検査は禁忌です．

UCの診断にあたって鑑別すべき疾患は多数ありますが，大きくクローン病（CD），感染性疾患，非感染性疾患の3つに分けられます．細菌感染による大腸炎の場合，通常は急性発症であり慢性下痢の原因となることは少なく，ほとんどの症例で病歴と便培養で鑑別をすることができます．鑑別すべき非感染性疾患の一例として，薬剤起因性腸炎，虚血性腸炎，顕微鏡的腸炎，放射線性腸炎，大腸憩室炎，直腸粘膜脱症候群などがあげられます．NSAIDsは腸炎の原因となるばかりでなく，もともと存在するUCが悪化することもあることを忘れてはいけません．UCと鑑別すべき主な疾患とその鑑別点を 表1 に示します．

これらの検査を行って，UCの診断が下された場合には，治療方針を決定するために病変の範囲と重症度を把握します．重症度の分類を 表2 に

表1 潰瘍性大腸炎と鑑別を要する主な疾患（小林健二．内科．2015; 116: 559-64[4]より改変）

診断	症状，臨床上の特徴	UCとの鑑別点
潰瘍性大腸炎	・血性下痢，テネスムス，下腹部痛，発熱，体重減少，腸管外症状 ・直腸から口側に連続する病変	
Crohn病	・下痢（多くは非血性），腹痛，体重減少，発熱，腸管外症状 ・skip lesion，小腸病変，肛門周囲の病変	・区域性の分布，直腸病変は認めない，あるいは軽度，縦走潰瘍，狭窄，小腸病変，瘻孔，肛門病変の存在
虚血性腸炎	・腹痛，下痢，血便（突然発症で，腹痛，下痢のあとに血便をきたす） ・高齢者に多い ・通常は還流低下の状態で起き（脱水，心不全，敗血症，出血など），典型的には分水嶺領域である脾彎曲部と直腸S状結腸移行部に生じる	・臨床経過，身体所見，内視鏡所見またはX線検査所見による ・直腸を侵すことはまれ

〔Ⅱ〕消化器のコモンディジーズの診かた，考えかた

顕微鏡的腸炎	・慢性の水様性下痢 ・血便はない	・内視鏡所見は正常．ときに血管透見性低下，縦走潰瘍，顆粒状粘膜，ひび割れ状粘膜を認める． ・特徴的な組織像
感染性腸炎	・突然発症の発熱，悪寒，下痢，血便（カンピロバクター，赤痢菌，サルモネラ，大腸菌など） ・腸管出血性大腸菌（EHEC）感染では虚血性腸炎に似た区域性腸炎または頻度は少ないがびまん性腸炎を起こす ・ほとんどは自然治癒	・病歴と便培養の結果
アメーバ性大腸炎	・腹痛，下痢，粘血便，テネスムス ・流行地域への渡航歴あるいは肛門性交の既往 ・右上腹部痛や発熱を伴う場合にはアメーバ性肝膿瘍の合併を疑う	・内視鏡所見（たこいぼ様潰瘍，粘膜ひだの浮腫状肥厚，打ち抜き様潰瘍など） ・糞便，腸粘液，病変部生検組織でアメーバ原虫の嚢子や栄養型を認める
淋菌性腸炎	・排便時痛，肛門痛，血便，下痢 ・肛門性交の既往	・細菌検査で陽性
偽膜性腸炎	・軟便もしくは水様性の下痢と下腹部痛 ・微熱と白血球増多はよくみられる ・最近の抗菌薬服用または入院の既往 ・内視鏡で偽膜を認めることがある	・便検査で CD 毒素陽性 ・大腸内視鏡検査で偽膜
過敏性腸症候群	・下痢型で UC との鑑別を要する ・下痢，腹痛 ・血便を認めない ・発熱，体重減少など器質的疾患を示唆する症状はない	・身体所見，検査所見は正常 ・Rome Ⅳ診断基準
放射線性腸炎	・血便，腹痛	・放射線治療歴 ・内視鏡では，放射線照射範囲に一致して粘膜の毛細血管拡張，脆弱性，潰瘍形成などの所見

11 潰瘍性大腸炎

表2 **潰瘍性大腸炎の重症度分類（厚生省下山班）**（棟方昭博．潰瘍性大腸炎診断基準改定案．厚生省特定疾患難治性炎症性腸管障害に関する調査研究班 平成9年度報告書；1998[5]）

	重症	中等症	軽症
1）排便回数	6回以上	重症と軽症との中間	4回以下
2）顕血便	（＋＋＋）		（＋）〜（−）
3）発熱	37.5℃以上		（−）
4）頻脈	90/分以上		（−）
5）貧血	Hb 10g/dL 以下		（−）
6）赤沈	30mm/hr 以上		正常

注：
- 重症とは1）および2）の他に全身症状である3）または4）のいずれかを満たし，かつ6項目のうち4項目以上を満たすものとする．
- 軽症は6項目すべて満たすものとする．
- 重症のなかでも特に症状が激しく重篤なものを劇症とし，発症の経過により，急性劇症型と再燃劇症型に分ける．
- 劇症の診断基準は以下の5項目をすべて満たすもの
  ① 重症基準を満たしている
  ② 15回/日以上の血性下痢が続いている
  ③ 38℃以上の持続する高熱がある
  ④ 10,000/mm^3 以上の白血球増多がある
  ⑤ 強い腹痛がある

示します．

⊗ 治療，フォローアップ ⊗

　治療方針は罹患範囲，重症度，難治性の有無，QOLの状態を考慮して決定します．内科的治療の中心は5-ASA製剤です．経口および坐薬や注腸による局所療法を行います．5-ASAに反応しない中等症以上の重症度の症例ではステロイドを使用します．注意すべきことは，ステロイドには寛解導入効果はありますが，寛解維持効果はないことです．ステロイドを漫然と使用することは避けなければなりません．中等症の寛解導入にはプレドニゾロン30〜40mg/日の経口投与を，重症ではプレドニゾロン換算1〜1.5mg/kg/日の経静脈的投与を行います．ステロイド抵抗例またはステ

〔Ⅱ〕消化器のコモンディジーズの診かた，考えかた

ロイド依存例においては，血球成分除去療法，免疫調節薬（アザチオプリ
ン，6-MP），タクロリムス，シクロスポリン，抗 TNF 製剤などが選択さ
れますが，それぞれの薬剤の選択に関しては明確な基準はありません．診
療ガイドラインを参考に治療を行い，治療法の選択に迷う場合には，ため
らわずに IBD 専門医にコンサルトするのがよいでしょう．

　外科的治療の絶対的適応は大腸穿孔，大量出血，中毒性巨大結腸症，大
腸癌，high grade dysplasia，内科的治療が奏効しない重症例です．相対
的適応として，適切な内科的治療を行っても効果が不十分な場合や，原
病，腸管外合併症，薬剤の副作用により日常生活が障害されている場合が
あります[1].

文献

1) 日本消化器病学会．炎症性腸疾患（IBD）診療ガイドライン 2016．東京：
南江堂；2016.
2) 樋田信幸，松本誉之．潰瘍性大腸炎　専門医のための消化器病学　第 2 版.
東京：医学書院；2013．p.188-94.
3) 厚生労働省難病情報センターホームページ　http://www.nanbyou.or.jp/（最
終アクセス 2016.9.18）
4) 小林健二．炎症性腸疾患の診断　初診から診断確定にいたるまでの流れ.
内科．2015; 116: 559-64.
5) 棟方昭博．潰瘍性大腸炎診断基準改定案．厚生省特定疾患難治性炎症性腸
管障害に関する調査研究班　平成 9 年度報告書．1998.

12 クローン病

⊗ 疾患概念 ⊗

クローン病（Crohn's disease；CD）は非連続性に分布する全層性肉芽腫性炎症や瘻孔を特徴とする原因不明の慢性炎症性疾患です．口腔から肛門まで消化管のどの部位にも病変を生じえますが，小腸・大腸（特に回盲部），肛門周囲に好発する疾患です[1]．

⊗ 原因 ⊗

原因は不明ですが，遺伝的因子，環境因子（ウイルスや細菌などの微生物感染，腸内細菌叢の変化，食餌性抗原など）などが関与して免疫系の異常反応が生じていると考えられています[2]．

⊗ 疫学，危険因子 ⊗

平成25年度の特定疾患医療受給者証交付件数は39,799人と年々増加していますが，人口10万人あたりの有病率は27人程度であり，欧米の約10分の1です[3]．好発年齢は10歳代後半から20歳代で，男女比は約2：1で男性に多く認めます．

日本の多施設の症例対照研究によると，脂肪摂取，砂糖菓子や砂糖，甘味料の摂取，不飽和脂肪酸，ビタミンEの摂取はCDの発症と関連があると報告されています[4]．また，喫煙者では非喫煙者と比較してCDを発症しやすいと報告されています．

⊗ 症状，身体所見 ⊗

病変部位により症状は異なります．慢性の腹痛，下痢，体重減少，発熱などがよくみられる症状です．一般的に腹痛はUCより多く認められますが，血便の頻度はUCより低いです．多くの患者で，発症初期は症状が軽く，また非特異的な症状であるため，腹部の不定愁訴とされることも少な

〔Ⅱ〕消化器のコモンディジーズの診かた，考えかた

くありません．そのため，UCと比較すると症状発現から診断までの期間が長い傾向にあります．また，腹部症状に乏しく，肛門病変に伴う症状や関節痛などで発症する場合もあります．

大腸病変は直腸が侵されない，または大腸の他の部位よりも直腸の炎症程度が軽症のことが多いため，UCと比較してテネスムスは少ないです．2割程度の患者で腸管症状に先行して肛門病変が出現します．代表的な肛門病変には痔瘻，肛門周囲膿瘍，裂肛，膣瘻，（直腸）肛門狭窄などがあります．

上部消化管のCDはまれですが，症状としては胃に病変がある時に上腹部痛，幽門閉塞による嘔吐，食道病変では嚥下困難，嚥下痛，胸骨裏痛，胸焼けなどを認めます．

身体所見では病変部位に一致した圧痛や腫瘤を触知し，腸閉塞の徴候を認めることもあります．また，肛門部病変が診断の手がかりになることもあるため，CDを疑う症例では，肛門病変に関する訴えがなくても必ず肛門部の診察を行うことが大切です．

⊗ 診断 ⊗

わが国のCDの診断基準を 表1 に示します．CDの診断は，臨床症状や検査所見，類似した症状をきたす他の疾患の除外から行います．消化管のどの部位にも病変をきたしうるため，UCと比較すると鑑別疾患は非常に多くなります．鑑別すべきすべての疾患を網羅することはできませんが，代表的なものを 表2 に示します．

⊗ 治療，フォローアップ ⊗

治療の目的は疾患の活動性をコントロールし寛解導入・維持を行い，患者のQOLを高めることです．治療法の選択にあたっては，疾患の重症度と病変部位を把握することが重要です． 表3 にクローン病の重症度分類を示します．

軽症から中等症のクローン病の寛解導入では，大腸病変であれば5-ASA製剤または経口ステロイド，小腸病変に対しては経口ステロイド

12 クローン病

> **表 1** クローン病診断基準（2013 年 1 月改訂）
>
> **（1）主要所見**
> A. 縦走潰瘍
> B. 敷石像
> C. 非乾酪性類上皮細胞肉芽腫
>
> **（2）副所見**
> a. 消化管の広範囲に認める不整形〜類円形潰瘍またはアフタ
> b. 特徴的な肛門病変
> c. 特徴的な胃・十二指腸病変
>
> **確診例：**
> [1] 主要所見の A または B を有するもの
> [2] 主要所見の C と副所見の a または b を有するもの
> [3] 副所見の a，b，c すべてを有するもの
>
> **疑診例：**
> [1] 主要所見の C と副所見の c を有するもの
> [2] 主要所見の A または B を有するが潰瘍性大腸炎や腸型ベーチェット病，
>   単純性潰瘍，虚血性腸病変と鑑別ができないもの．
> [3] 主要所見の C のみを有するもの
> [4] 副所見のいずれか 2 つまたは 1 つのみを有するもの

が第一選択となります．小腸病変に対して 5-ASA 製剤は以前からしばしば用いられましたが，最近のメタアナリシスでは高用量でも寛解導入において，プラセボと同等の効果しかないことがわかっています．患者の受容性があれば，栄養療法も選択肢となります．中等症でステロイドの減量，離脱が困難なステロイド依存例では，アザチオプリン，6-MP の使用を考慮します．また，ステロイド抵抗例では抗 TNF 製剤の使用を検討します．

重症例は原則として入院とし，感染を除外した上でステロイドの経口または静注投与を行います．ステロイド抵抗例では抗 INF 製剤の投与を考慮します．中等症〜重症の大腸病変で，通常治療で効果が不十分，不耐の場合には顆粒球吸着療法の併用も選択肢となります．内科治療が無効である場合には，外科的治療も考慮する必要があり，早めに外科医にコンサルトします．外科療法の絶対適応には穿孔，大量出血，中毒性巨大結腸症，内科治療で改善しない腸閉塞，膿瘍があります．

〔Ⅱ〕消化器のコモンディジーズの診かた，考えかた

表2 クローン病の鑑別診断（小林健二．内科．2015; 116: 559-64[5] より改変）

診断	症状，臨床上の特徴	CD との鑑別点
Crohn 病	・下痢（多くは非血性），腹痛，体重減少，発熱，腸管外症状 ・skip lesion，小腸病変，肛門周囲の病変	
潰瘍性大腸炎	・血性下痢，テネスムス，下腹部痛，発熱，体重減少，腸管外症状 ・直腸から口側に連続する病変	・直腸から口側への連続性病変 ・肛門病変を伴わない
虚血性腸炎	・腹痛，下痢，血便（突然発症で，腹痛，下痢のあとに血便をきたす） ・高齢者に多い ・通常は還流低下の状態で起き（脱水，心不全，敗血症，出血など），典型的には分水嶺領域である脾彎曲部と直腸S状結腸移行部に生じる	・臨床経過，身体所見，内視鏡所見またはX線検査所見による ・直腸を侵すことはまれ
顕微鏡的腸炎	・慢性の水様性下痢 ・血便はない	・内視鏡所見は正常．ときに血管透見性低下，縦走潰瘍，顆粒状粘膜，ひび割れ状粘膜を認める． ・特徴的な組織像
感染性腸炎	・突然発症の発熱，悪寒，下痢，血便（カンピロバクター，赤痢菌，サルモネラ，大腸菌など） ・腸管出血性大腸菌（EHEC）感染では虚血性腸炎に似た区域性腸炎または頻度は少ないがびまん性腸炎を起こす ・ほとんどは自然治癒	・病歴と便培養の結果

12 クローン病

アメーバ性大腸炎	・腹痛，下痢，粘血便，テネスムス ・流行地域への渡航歴あるいは肛門性交の既往 ・右上腹部痛や発熱を伴う場合にはアメーバ性肝膿瘍の合併を疑う	・内視鏡所見（たこいぼ様潰瘍，粘膜ひだの浮腫状肥厚，打ち抜き様潰瘍など） ・糞便，腸粘液，病変部生検組織でアメーバ原虫の囊子や栄養型を認める
淋菌性腸炎	・排便時痛，肛門痛，血便，下痢 ・肛門性交の既往	・細菌検査で陽性
偽膜性腸炎	・軟便もしくは水様性の下痢と下腹部痛 ・微熱と白血球増多はよくみられる ・最近の抗菌薬服用または入院の既往 ・内視鏡で偽膜を認めることがある	・便検査で CD 毒素陽性 ・大腸内視鏡検査で偽膜
過敏性腸症候群	・下痢型で CD との鑑別を要する ・下痢，腹痛 ・血便を認めない ・発熱，体重減少など器質的疾患を示唆する症状はない	・身体所見，検査所見は正常 ・Rome Ⅳ診断基準
放射線性腸炎	・血便，腹痛	・放射線治療歴 ・内視鏡では，放射線照射範囲に一致して粘膜の毛細血管拡張，脆弱性，潰瘍形成などの所見

表3　クローン病の重症度分類（厚生労働省鈴木班）（日本消化器病学会．炎症性腸疾患診療ガイドライン 2016．東京：南江堂；2016[1]）
治療に際し，重症度分類を下記の項目を参考に行う．

	CDAI*	合併症	炎症（CRP 値）	治療反応
軽　症	150〜220	なし	わずかな上昇	
中等症	220〜450	明らかな腸閉塞などなし	明らかな上昇	軽症治療に反応しない
重　症	450＜	腸閉塞，膿瘍など	高度上昇	治療反応不良

*CDAI: Crohn's disease activity index

〔Ⅱ〕消化器のコモンディジーズの診かた，考えかた

　抗 TNF 製剤で寛解導入された症例では，抗 TNF 製剤の定期的投与を行い寛解維持をします．その他はチオプリン製剤（6-MP，アザチオプリン），経腸栄養療法，5-ASA 製剤の投与が寛解維持療法の選択としてあります．

文献

1) 日本消化器病学会．炎症性腸疾患診療ガイドライン 2016．東京：南江堂；2016．
2) 渡辺　守．Crohn 病．専門医のための消化器病学　第 2 版．東京：医学書院；2013：p.199-207．
3) 厚生労働省難病情報センターホームページ　http://www.nanbyou.or.jp/（最終アクセス 2016.9.19）
4) Sakamoto N, Kono S, Wakai K, et al. Dietary risk factors for inflammatory bowel disease: a multicenter case-control study in Japan. Inflamm Bowel Dis 2005; 11: 154-63.
5) 小林健二．炎症性腸疾患の診断　初診から診断確定にいたるまでの流れ　内科．2015; 116: 559-64.

13 胃癌

⊗ 疾患の概念 ⊗

胃癌は胃粘膜に発生する上皮性悪性腫瘍です.

⊗ 病因 ⊗

確実な胃癌リスク因子として *H.pylori*（HP）感染，喫煙があります.
また，塩分の多い食品の過剰摂取はリスク因子の可能性が高いと考えられ
ています. 一方，果物，アリウム野菜（ニンニク，ニラ，ネギなど），非
でんぷん性野菜は胃癌抑制因子の可能性が高いと考えられています.

⊗ 疫学 ⊗

2012 年の胃癌罹患数（全国推計値）は男性が 91,006 人で 1 位，女性が
41,153 人で 3 位，男女計で 3 位です[1]. 2014 年の胃癌死亡数は，男性では
肺がんに次いで 2 位（31,483 人），女性では大腸癌，肺癌についで 3 位
（16,420 人）です.

年齢調整死亡率・罹患率の年次推移をみると，胃癌は 1960 年代以降，
いずれも一貫して減少傾向にあります.

⊗ 臨床徴候 ⊗

1. 病歴

早期胃癌では自覚症状を認めないことが多く，健康診断や他の疾患によ
る症状の精査で偶然発見されることが多いです. 一方，進行癌の場合，随
伴する病変により症状はさまざまです. 例えば潰瘍を形成している場合に
は，上腹部痛や吐下血，慢性消化管出血による貧血の症状を呈することが
あります. また，噴門部癌では食物のつかえを訴えることがあります. 前
庭幽門部の癌で胃の出口に通過障害をきたすと，嘔吐を起こします. スキ
ルス癌では，病変部の胃壁の伸展性や蠕動が損なわれるため，早期飽満感

〔Ⅱ〕消化器のコモンディジーズの診かた，考えかた

や腹部膨満感をきたします．癌の進行に伴い体重減少を認めることがあります．進行癌に転移を伴うと，転移した臓器に関与した症状も出現します．ただし，胃癌に特異的な症状はないため，病歴だけから胃癌の診断を下すことは困難です．

2. 身体所見

早期胃癌では身体診察で異常を認めることはほとんどありません．進行癌では貧血，上腹部の圧痛，時に腫瘤を認めることがあります．左鎖骨上窩リンパ節への転移は Virchow リンパ節とよばれます．肝転移を伴うと黄疸や肝腫大を認めることがあります．また，腹膜転移による腹水を認めることもあります．身体診察で異常所見を認める場合は進行胃癌である可能性が高いため，これらの所見を見逃さないよう気をつけます．

3. 検査所見

進行癌の場合，貧血を認めることがあります．現時点で胃癌に特異的な腫瘍マーカーはありません．一般的に CEA や CA19-9 が測定されますが，これらの値で胃癌の診断をすることはできません．また，胃癌診断の感度も低いため，正常値であっても除外することはできません．

診断のためには上部消化管内視鏡検査が必要になります．上腹部症状を訴える患者で，特に 50 歳以上，反復する嘔吐，嚥下困難，消化管出血（下血，貧血など），体重減少，HP 感染（除菌後も含む）のいずれかに該当する場合には積極的に上部消化管内視鏡検査を行います．

⊗ 診断 ⊗

内視鏡検査で存在診断をし，かつ深達度，範囲などを判定します．食道浸潤やスキルス胃癌の進展範囲の診断，噴門部や幽門部から病変までの距離の測定などを目的に胃 X 線造影検査を行うこともあります．遠隔転移の有無は CT で評価します．肝臓への転移性病変の評価には腹部超音波検査や MRI も有用です．これらの検査を総合し，病変の深達度，リンパ節転移，遠隔転移の評価を行い，臨床病期を判定します．

胃癌の鑑別診断としては，良性潰瘍，胃悪性リンパ腫などがあげられます．内視鏡観察時には，潰瘍底，潰瘍の辺縁，潰瘍周囲の性状，伸展性に注目して観察します．良性潰瘍では白苔が均一で比較的平坦で，潰瘍辺縁は整で白苔のはみ出しはあまりありません．ただし，急性期の潰瘍では白苔のはみ出しや不整形の潰瘍を認めることが少なくなく，経過観察が必要になります．悪性リンパ腫では，伸展性が保たれ周囲の隆起もなだらかなことが多く，病変の境界が不明瞭です．診断は生検によりますが，生検結果が陰性であっても臨床的に悪性病変が疑われる場合には，経過観察と再生検をすることが大切です．

⊗ 治療 ⊗

治療法の選択については，日本胃癌学会からガイドラインが出されており，それを参考に判断します　図　．治療法としては，内視鏡治療，外科的治療，化学療法，放射線療法，その他（緩和手術，対症療法など）があります．内視鏡治療には内視鏡的粘膜切除術（EMR）もしくは内視鏡的粘膜下層剥離術（ESD）があります．内視鏡治療のメリットは胃を温存することができ，QOL を保つことができることです．内視鏡治療はリンパ節転移の可能性がきわめて低く，腫瘍が一括切除できる部位にあることが前提になります．絶対適応病変は，肉眼的に粘膜内癌と診断され，組織型が分化型で 2cm 以下の大きさで潰瘍を伴わないものです．潰瘍のない 2cm を超える分化型粘膜内癌，潰瘍を伴う 3cm 以下の分化型粘膜内癌，2cm 以下の潰瘍のない未分化型粘膜内癌については，適応拡大病変として臨床研究の位置づけで ESD が行われることがあります．

外科治療も　図　のアルゴリズムに基づいた治療を行います．定型手術は治癒を目的として行われる標準的な術式で胃の 2/3 以上の切除と D2 リンパ節郭清を行うものです．cN0 の早期胃癌症例には，幽門保存胃切除や噴門側胃切除などを含めた縮小手術が推奨されています．切除不能進行・再発症例，あるいは非治癒切除（R2）症例で，全身状態が比較的良好，主要臓器機能が保たれている症例では化学療法の適応となります．

〔Ⅱ〕消化器のコモンディジーズの診かた，考えかた

図 日常診療で推奨される治療法選択のアルゴリズム（日本胃癌学会，編．胃癌治療ガイドライン医師用 2014 年 5 月改訂　第 4 版．東京：金原出版；2014：6 より転載[2]）
ただし，T/N/M および Stage の定義は，胃癌取扱い規約第 14 版による．

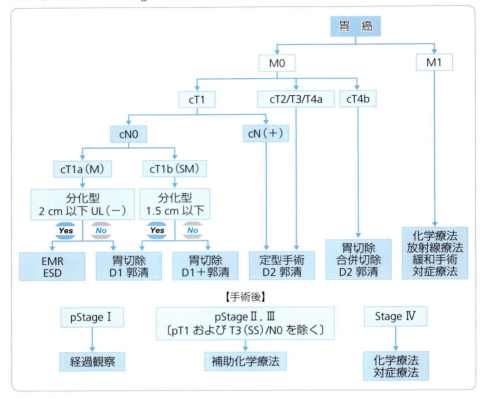

文献
1) 人口動態統計（厚生労働省大臣官房統計情報部編）．
2) 日本胃癌学会，編．胃癌治療ガイドライン医師用 2014 年 5 月改訂　第 4 版．東京：金原出版；2014．

14 大腸癌

⊗ 疾患の概念 ⊗

盲腸，結腸および直腸の原発性癌腫をいいます．大部分は腺癌です．

⊗ 病因 ⊗

大腸癌は遺伝性の有無により，遺伝性大腸癌〔家族性大腸腺腫症（familial adenomatous polyposis；FAP），遺伝性非ポリポーシス症候群（hereditary nonpolyposis colorectal cancer；HNPCC）など〕と遺伝性のない散発性大腸癌に分けられます．FAP では生殖細胞レベルの APC 遺伝子変異が同定されています．また，HNPCC の原因遺伝子はミスマッチ修復遺伝子です．散発性大腸癌は腺腫を前駆病変として発癌する adenoma-carcinoma sequence と腺腫を経ずに正常粘膜から直接発癌する *de novo* carcinoma の 2 つの経路が提唱されています．その他の発癌経路として鋸歯状構造を有するポリープを前駆病変として発癌する serrated polyp-neoplasia pathway，潰瘍性大腸炎で長期の炎症粘膜を背景に生じた dysplasia から発癌する dysplasia-carcinoma sequence などの概念も提唱されています．

前述した遺伝疾患である FAP，HNPCC は大腸癌のリスク要因です．その他に確立したリスク要因として，腹部放射線療法の既往，炎症性腸疾患（IBD）などが知られています．他に，肥満，糖尿病，飲酒，喫煙，赤肉（牛・豚・羊の肉）や加工肉（ベーコン，ハム，ソーセージなど）の消費がリスク要因とされます．

⊗ 疫学 ⊗

2012 年の大腸癌罹患数（全国推計値）は男性が 77,365 人で 2 位，女性が 57,210 人で 2 位，男女計で 1 位です[1]．年齢別に見た大腸癌の罹患率は 50 歳くらいから増加し始めます．2014 年の大腸癌死亡数は，男性が肺癌，

〔II〕消化器のコモンディジーズの診かた，考えかた

胃癌に次いで3位（26,177人），女性が1位（22,308人），男女計で2位です．

罹患率の年次推移は，男女とも1990年代前半までは増加し，その後は横ばい傾向です．死亡率の年次推移は，男女とも戦後から1990年代半ばまで増加し，その後は漸減傾向にあります．

⊗ 臨床徴候 ⊗

1．症状

早期大腸癌の場合，多くは自覚症状がありません．進行大腸癌の場合には病変部位と病期により症状は異なります．一般に右側結腸では便が液状で，かつ腸管径が大きいため，閉塞症状をきたしにくく，閉塞症状は病変がかなり進行しないと出現しません．この部位の病変は，慢性的な出血をきたして鉄欠乏性貧血を起こします．通常，明らかな血便はなく，貧血による動悸，易疲労感などが主訴になることもあります．一方，左側結腸は右側結腸と比較すると腸管径が小さく，便が固形化しているため，腹痛を伴う通過障害や血便を認めます．通常，これらの症状は貧血より先に認められます．直腸癌の場合にはテネスムス，血便，排便時の不快感，便柱の狭小化などが出現し，狭窄が強いと下痢や便失禁を訴える場合もあります．

2．身体所見

大腸癌に特異的な身体所見はありません．進行した状態では，腹部診察で腫瘤を触知することがあります．また，病変部位に一致して圧痛を認めることがあります．直腸癌では，直腸診で腫瘤を触知することがあります．また，肝転移があれば肝腫大，黄疸などを認めることがあります．

3．検査

血液検査では鉄欠乏性貧血を認めることがあります．肝転移を伴うと，トランスアミナーゼ，ALP値の上昇を認めます．大腸癌の腫瘍マーカーとしてCEAがよく知られますが，診断確定のツールとはなりえません．

14 大腸癌

◎ 診断 ◎

　大腸内視鏡検査は病変を直接観察することができるうえ，生検で確定診

図 大腸癌の治療方針（大腸癌研究会，編．大腸癌治療ガイドライン医師用 2016 年版．東京：金原出版；2016：12-5[2)]より転載）

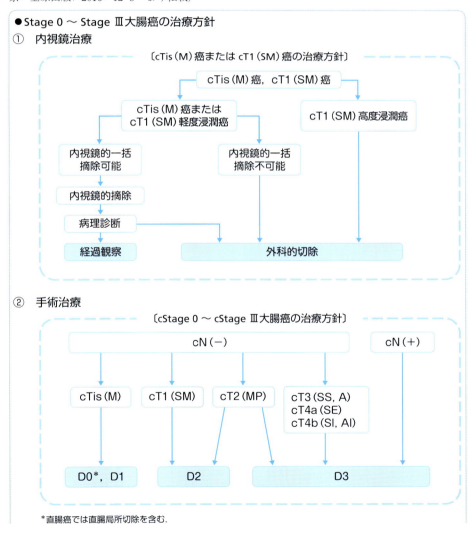

*直腸癌では直腸局所切除を含む．

[Ⅱ] 消化器のコモンディジーズの診かた，考えかた

● Stage Ⅳ大腸癌の治療方針

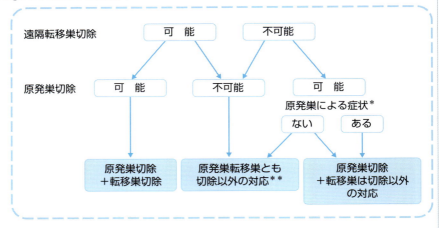

* 原発巣による症状：大出血，高度貧血，穿通・穿孔，狭窄等による症状．
** 切除以外の対応：原発巣緩和手術，化学療法，放射線療法ならびに血行性転移に対する治療方針等を参照．

断をつけることができます．ただし，腸閉塞をきたしている場合には前処置薬の服用は禁忌です．検査を行うにあたっては，事前に排便の状況を確認し，必要であれば腹部単純 X 線検査などで腸閉塞がないかを確認することが大切です．

　腹部超音波検査は肝転移の有無の評価に有用です．また，胸腹骨盤部 CT では原発巣の周囲臓器への浸潤，リンパ節転移，遠隔転移の評価に有用です．また，直腸癌では近接臓器への浸潤やリンパ節転移の評価に MRI が役に立ちます．

⊗ 治療 ⊗

　「大腸癌治療ガイドライン医師用 2014 年版」に基づき治療を行います．粘膜内癌もしくは粘膜下層への軽度浸潤癌で内視鏡的に一括切除が可能であれば，内視鏡治療を選択します．内視鏡治療の適応外のものや内視鏡治療後に外科的追加切除が必要な症例に対しては手術治療を行います．Stage Ⅳの症例に対しては，遠隔転移巣が切除可能であるか，原発巣が切

除可能かどうか，原発巣による症状があるかどうかにより，　図　に示したような対応となります．化学療法は，術後再発抑制を目的とした補助化学療法と，切除不能な進行再発大腸癌を対象とした全身化学療法があります．

文献

1) 厚生労働省大臣官房統計情報部，編．人口動態統計．
2) 大腸癌研究会，編．大腸癌治療ガイドライン医師用 2016 年版．東京：金原出版；2016．

◆索　引◆

■数字

5-ASA 製剤	145, 149
6-MP	149

■あ行

アカラシア	13, 78
アザチオプリン	149
アルコール性膵炎	104
胃潰瘍	82
胃癌	6, 153
胃食道逆流症	76
移送性嚥下障害	12
一過性 LES 弛緩	76
遺伝性非ポリポーシス症候群	157
胃不全麻痺	6
咽喉頭異常感	77
栄養療法	149
壊死性膵炎	104
壊疽性膿皮症	142
嚥下障害	12
嚥下痛	12
炎症性腸疾患	19
黄疸	29
嘔吐	2
嘔吐中枢	2
悪心	2

■か行

潰瘍性大腸炎	141
化学受容体引金帯	2
家族性大腸腺腫症	157
過敏性腸症候群	27, 52, 132
下部消化管出血	33
下部食道括約筋	76

カプセル内視鏡	45
空吐き	2
顆粒球吸着療法	149
カルメロースナトリウム	63
間質性浮腫性膵炎	104
肝性脳症	34
癌性腹膜炎	73
間接ビリルビン	29
感染後 IBS	133
感染性腸炎	121
関連痛	23
偽性球麻痺	13
機能性ディスペプシア	87
機能性胸焼け	79
逆流	2
逆流性食道炎	15, 38, 76
急性壊死性貯留	110
急性下痢	47
急性消化管出血	34
急性膵炎	5, 23, 104
急性膵周囲液体貯留	109
急性胆管炎	94
急性胆囊炎	5, 23, 94, 98
急性虫垂炎	23, 129
球麻痺	13
虚血性腸炎	23
くも状血管腫	30
クローン病	143, 146
クロルプロマジン	10
経口内視鏡的筋層切開術	16
経口補水液	55
憩室炎	117
憩室出血	119
下血	33
血球成分除去療法	146

163

索　引

血清腹水アルブミン較差	72
結節性紅斑	142
げっぷ	65
下痢	47
下痢型 IBS	133
顕性出血	33
原発性硬化性胆管炎	142
口咽頭性嚥下障害	12
好酸球性食道炎	15
抗 TNF 製剤	146, 149
抗ヒスタミン薬	10
抗ムスカリン薬	10
肛門周囲膿瘍	148
黒色石	94
コルチコステロイド	10
コレステロール胆石	94

■さ行

サラゾピリン錠	148
散発性大腸癌	157
色素胆石	94
刺激性下剤	63
持続性下痢	47
十二指腸潰瘍	82
手掌紅斑	30
出血源不明の出血	33
消化管運動機能改善薬	8, 63
消化管運動障害	19
消化管穿孔	23
消化性潰瘍	6, 19, 38, 82
小腸内視鏡	45
上部消化管出血	33
食後愁訴症候群	88
食道胃静脈瘤出血	38
食道ウェブ	13
食道性嚥下障害	12
食道内圧検査	15
女性化乳房	30

心窩部灼熱感	90
心窩部痛症候群	88
浸透圧較差	47
浸透圧性下痢	48, 63
膵仮性嚢胞	110
膵癌	115
膵管内出血	38
膵管内乳頭粘液性腫瘍	115
膵性糖尿病	116
スキルス癌	153
制吐薬	8
セロトニン拮抗薬	10
鮮血便	33
早期飽満感	90
続発性便秘	57

■た行

体重減少	17
体性痛	22, 129
大腸癌	157
大腸憩室	117
大腸憩室炎	23
大動脈腸管瘻	35
大動脈瘤破裂	23
胆石症	94
胆道出血	38
胆道疝痛	24, 96
胆嚢結石症	94
中毒性巨大結腸症	143, 149
腸間膜虚血	5
腸間膜動脈閉塞	23
腸閉塞	5
腸腰筋徴候	130
直接ビリルビン	29
適応性弛緩反応	89
特発性便秘	57
吐血	33
ドパミン D2 受容体拮抗薬	8

索　引

ドパミン拮抗薬	11
ドロペリドール	10
ドンペリドン	10

■な行

内視鏡的粘膜下層剥離術	155
内視鏡的粘膜切除術	155
内臓痛	21, 129
ニューロキニン-1（NK1）受容体	
拮抗薬	10
乳糖不耐症	48

■は行

排便日誌	61
バレット食道	78
バレット腺癌	77
ハロペリドール	10
反芻	2
反跳痛	26
非心臓性胸痛	77
ビデオ嚥下造影検査	15
被包化壊死	110
非抱合型（間接）ビリルビン	29
ビリルビンカルシウム石	94
腹水	70
腹部膨満感	65
腹部膨隆	70
腹膜炎	26
腹膜刺激症状	26
不顕性出血	33
ブリストル便形状尺度	138
プロトンポンプ阻害薬	15
分泌性下剤	63
分泌性下痢	48
便秘	57
便秘型 IBS	133
抱合型（直接）ビリルビン	29
膨張性下剤	63

放屁	65
ポリカルボフィルカルシウム	63

■ま行

慢性下痢	47
慢性膵炎	19, 111
無石胆嚢炎	98
メドゥーサの頭	30
メトクロプラミド	8
メレナ	35
免疫調節薬	146
盲腸後虫垂	130

■ら行

ルビプロストン	63
レッチング	2

■A–H

adenoma-carcinoma sequence	157
Budd-Chiari 症候群	73
CA19-9	154
CEA	154, 158
Charcot の 3 徴	100
CT enterography	45
CTZ	2
Cullen 徴候	106
de novo carcinoma	157
Dieulafoy 潰瘍	38
Dupuytren 拘縮	30
EMR	155
EPS	88
ESD	155
FAP	157
FD	87
Fox 徴候	106
functional dyspepsia	87
gastroesophageal reflux disease	76
GERD	76

165

Gilbert 症候群	32	obscured gastrointestinal bleeding	
Glasgow-Blatchford スコア	39, 85		33
Grey-Turner 徴候	106	occult malignancy	18
H.pylori（HP）	82	OGIB	33
H.pylori（HP）感染	153	OPQRST	23
hemobilia	38	osmotic gap	47
hemosuccus pancreaticus	38	PDS	88
His 角	76	per-oral endoscopic myotomy	16
HNPCC	157	POEM	16
		PSC	142

■ I-Q

IBS	132		
IPMN	115		
LES	76		
Mallory-Weiss 症候群	38		
McBurney 点	130		
MR enterography	45		
Murphy 徴候	96, 98		
NSAIDs	35, 82		

■ R-Z

Reynolds の 5 徴	100
Rome Ⅳ	87
Schatzki 輪	13, 77
TLESR	76
VF	15
Virchow リンパ節	71, 154
X 線不透過マーカー法	64
Zenker 憩室	12, 78

著者略歴

小林　健二
こばやし　けんじ

　亀田京橋クリニック診療部部長（消化器内科）．1988 年信州大学医学部卒業．三井記念病院で内科および消化器内科を研修後，N Program を通じて，1992 年から 1995 年まで米国ニューヨーク州 Beth Israel Medical Center で内科レジデント．1995 年からオハイオ州 の University Hospitals of Cleveland（現：University Hospitals Cleveland Medical Center）で消化器内科フェロー，1998 年から 1 年間，同病院にて advanced endoscopy fellow．1999 年に帰国後，三井記念病院，東海大学消化器内科および総合内科，大船中央病院，聖路加メディローカスなどを経て現職．

消化器疾患の診かた，考えかた　　　ⓒ
しょうか　き　しっかん　　み　　　　　　　　　かんが

発　行　　2017 年 4 月 20 日　1 版 1 刷

著　者　　小　林　健　二
　　　　　こ　ばやし　けん　じ

発行者　　株式会社　　　中 外 医 学 社
　　　　　代表取締役　　　青　木　　　滋
　　　　　〒162-0805　東京都新宿区矢来町 62
　　　　　電　話　　　（03）3268-2701（代）
　　　　　振替口座　　　00190-1-98814 番

印刷・製本／横山印刷㈱　　　　　　〈KS・YK〉
ISBN978-4-498-14046-2　　　　　Printed in Japan

JCOPY　＜（社）出版者著作権管理機構 委託出版物＞

本書の無断複写は著作権法上での例外を除き禁じられています．複写される場合は，そのつど事前に，（社）出版者著作権管理機構（電話 03-3513-6969, FAX 03-3513-6979, e-mail: info@jcopy. or.jp）の許諾を得てください．